ullstein

Warum wir unsere Füße auf Händen tragen sollten

Dr. med.
Yvonne Kollrack

Was sie leisten und wie sie gesund bleiben

Ullstein

Besuchen Sie uns im Internet:
www.ullstein.de

Sämtliche in diesem Buch aufgeführten Ratschläge sind nach bestem Wissen und Gewissen sowie nach sorgfältiger Prüfung erarbeitet worden, ersetzen aber in keinem Fall eine persönliche ärztliche Beratung und fachliche Untersuchung.

Alle Angaben erfolgen ohne jegliche Gewährleistung und Garantie seitens des Verlages oder der Autorin.

Der Inhalt kann und darf nicht verwendet werden, um auf eigene Faust Diagnosen zu stellen oder eine Eigenbehandlung zu beginnen.

Eine Haftung der Autorin beziehungsweise des Verlages für die Informationen und deren Nutzung sowie daraus entstehende Personen-, Sach- und Vermögensschäden ist ausgeschlossen.

MIX
Papier
FSC FSC® C083411

Originalausgabe im Ullstein Taschenbuch
1. Auflage April 2020
2. Auflage 2020

Umschlaggestaltung: zero-media.net, München
Titelabbildung: © FinePic®, München
Autorenfoto: © privat
Illustrationen: © Boris Vidovic
Satz: LVD GmbH, Berlin
Gesetzt aus der Dante MT
Druck und Bindearbeiten: CPI books GmbH, Leck
ISBN 978-3-548-06219-8

Meiner Mutter gewidmet,
die mich gelehrt hat,
sicher auf eigenen Füßen zu stehen

Inhalt

Faszination Füße

Ein Buch über Füße? Über das von unserem Haupt am weitesten entfernte Ende? Oder wie im Magazin der *Süddeutschen Zeitung* einmal die Jungs fragten: »Mädchen, was ist das Problem mit euren Füßen? Warum seid ihr so oft unzufrieden mit ihnen?«

Sind wir das? Und müssen wir uns mit unseren Füßen beschäftigen? Ja! Denn unsere Füße tragen uns durchs Leben, Tag für Tag, ohne dass wir sie ausreichend würdigen. Jeder Mensch hat in der Regel zwei davon, und keiner von beiden wird nur halb so sehr gewürdigt wie andere Körperteile. Brust, Nase und Ohr, ja selbst das Gesäß erfährt mehr Aufmerksamkeit als der arme Fuß. Es gibt mittlerweile populärwissenschaftliche Bestseller über die Haut, das Atmen und natürlich – den Darm. Aber der Fuß hat nirgends einen Fuß in die Tür bekommen. Dabei sind unsere Füße nicht bloß Werkzeuge – nein, sie sind wahre Wunderwerke!

Der menschliche Fuß ist zu Höchstleistungen fähig. Beide Füße zusammen bilden ein Dream-Team, auch wenn meist ein Fuß stärker, flexibler und beweglicher ist als der andere. Genauso wie bei den Händen haben wir auch unter den Füßen unseren Favoriten. Es gibt Rechtsfüßler und Linksfüßler, meist korrespondierend zur bevorzugten Hand.

Füße sind die Basis unserer sportlichen Höchstleistungen. Sie dienen als Stütze des gesamten gestreckten Körpers im Ballett, als kraftvolle Flosse beim Schwimmen oder als punktgenaues Katapult bei Sprungsportarten. Füße sind auch sehr musikalisch, nicht nur beim Tanzen. Im Extremfall dienen sie uns sogar als universeller Ersatz für die Hand oder gehen mit uns durchs Feuer. Und für manche Menschen sind Füße noch viel mehr als einfach nur Füße. Füße haben ihren Auftritt in Film, Musik und Kunst. Und auch im Tierreich gibt es Fuß-Wunder.

Bei einem (Soll-)Schrittwert von 8 000 bis 10 000 pro Tag tragen unsere Füße uns über eine Strecke, die circa einer viermaligen Umrundung des Erdballes auf dem Äquator entspricht. Doch Füße können nicht nur gehen: Sie laufen, springen, tänzeln, wandern und sprinten. Manchmal stolpern sie, aber sie fangen uns auch ab. Sie federn, schleichen und tasten sich vorwärts. Füße sind sensibel, rhythmisch und vielseitig. Sie dirigieren Bälle, sie balancieren und greifen zu. Füße sind faszinierend in ihren Fähigkeiten. Lassen Sie sich von der *Fusszination* anstecken!

Wir sind ein Fußvolk und heben uns durch den Gang auf zwei Beinen von allen anderen Säugetieren ab. Aber während unsere Hände stets in unserem Blickfeld arbeiten, verstecken wir unsere Füße in zu engem Schuhwerk. Und legen mehr Wert auf die Verpackung als den Inhalt.

Während im Drogeriemarkt ganze Regalwände der Pflege diverser Körperteile zugeordnet sind, traut sich die Fußpflege nur verschämt aus ihrem tristen Dasein zwischen Zahnseide und Inkontinenzvorlagen heraus. Die Aufmachung ist funktionell-technisch, es geht um Ballenpolster und Hornhautraspler: Fußprodukte sind weit davon entfernt, cool zu sein. Keine Tiger-Maske, keine Power-Glitter-Creme.

Im Operationssaal behält aus Hygienegründen kein Patient die Socken an, und so sehe ich täglich eine Unzahl von diesen vernachlässigten Exemplaren, auch wenn das Operationsgebiet ein ganz anderes ist. Es gibt schlanke Füße, breite Füße, ausgelatschte und zierliche Füße. Aber es gibt auch deformierte, verkrümmte, stinkende, dreckige. Und Füße, die eher Klauen ähneln oder den Eintrag ins *Guinnessbuch der Rekorde* für die längsten Zehennägel anstreben. Bei einigen wünschen sich die Mitarbeiter im OP, der Patient hätte die Socken anbehalten, und manche Füße werden tatsächlich vor Operationsbeginn mit einem Gummihandschuh verhüllt, damit Hautschuppen und Bakterien sich nicht im Saal verteilen können. Viele ältere Menschen sind nicht mehr in der Lage, sich um ihre Füße zu kümmern, aber viele junge Menschen scheren sich auch nicht drum. Oben Lippenstift, Mascara, Piercings und Wolken von Aftershave (was in einem OP-Saal auch nichts verloren hat), und zwischen den Zehen hängen die Sockenreste der Vorwoche.

Schon Robert Redford als Denys Finch Hatton in »Jenseits von Afrika« stellte treffend fest, dass es über den vernachlässigten Fuß nicht einmal ein Gedicht gibt! Immerhin fand Karen Blixen (Meryl Streep) wenigstens einen Reim:

> DENYS: Did you know that in all of literature, there's no poem celebrating the foot. There's lips, eyes, hands, face, hair, breasts, legs, arms, even the knees. But not one verse for the poor foot. Why do you think that is?
>
> KAREN: Priorities, I suppose. Did you think you would make one?
> DENYS: Problem is there's nothing to rhyme it with.
> KAREN: »Put«.
> DENYS: It's not a noun.
> KAREN: Doesn't matter. »Along he came and he did put … upon my farm his clumsy foot.«

Doch auch hier wieder: Dem Fuß wird keine Priorität zugesprochen, er ist der letzte aller möglich zu verherrlichenden Körperteile, und was herauskommt, ist kein Heldengedicht auf den Fuß, nein, das einzige Adjektiv, mit dem er umschrieben wird, ist: »clumsy« – ungeschickt, tollpatschig, tapsig.

Dabei sind Füße echte Stars! Hollywood hat tatsächlich schon das Potenzial des wunderbaren Fußes erkannt. Füße sind ein gern genutztes Stilmittel in Filmen. Der Sender Arte widmete eine ganze Folge seiner Webserie »Blow Up« dem Thema »Die Füße im Film«. Schritte oder Fußspuren können als Spannungselemente eingesetzt werden. Es wirkt geheimnisvoll, wenn die Kamera nur Füße zeigt und der Zuschauer nicht ahnt, wem sie gehören oder wo sie hingehen. Sieht der Betrachter nur die Füße eines Protagonisten, kann er daraus Rückschlüsse auf die Person ziehen. Verschmutzte Barfüße gehören vermutlich einem Obdachlosen oder einer Person auf der Flucht? Schwenkt das Bild auf glänzende Lackschuhe, steht sicher eine reiche Person darin? Pierre Richard als zerstreuter Blonder trug versinnbildlichend zwei verschiedene Schuhe. High Heels sprechen für eine Femme fatale und sollen erotische Spannung erzeugen. Nackte Füße stellen auch ihren Träger bloß, und das Publikum fragt sich sofort, was wohl passiert sein muss, dass jemand ohne Schuhe unterwegs ist. Jeder Charakter, der halbwegs ein Held sein will, kommt irgendwann mit Füßen in Berührung, sei es James Bond, der seinem Bond-Girl einen Stachel aus der Sohle saugt, oder Ethan Hunt, der einen ominösen Hasenfuß sucht. Darsteller Tom Cruise brach sich selbigen – nur ohne Hasen – angeblich während des Drehs zu »Mission Impossible 6« bei einem Stunt. Weibliche Füße im Film liebkosen nackt oder beschuht männliche Gesichter, wobei der Grat zwischen Zärtlichkeit und Gewalt schwanken kann.

Auch Stinkefüße haben bisweilen ihren Auftritt und werden als komisches Element eingesetzt. Manche Füße bergen ein Geheimnis, wie bei den »Cormoran Strike«-Verfilmungen, denn ein Fuß ist in der Vergangenheit des Detektivs verlustig gegangen, und anhand des fehlenden Fußes wird seine Geschichte erzählt. Im dritten Teil der Reihe landet sogar ein abgetrennter Zeh im Mixer.

Füße werden im Film liebkost und gefoltert. Bisweilen werden sie mit einer Axt bedroht oder zur Geheimnispreisgabe wie bei Fernandel von Ziegen geleckt. Sie werden gepflegt und lackiert, und selbstverständlich haben die Füße auch in Stanley Kubricks »Lolita« eine Szene. In »Flashdance« werden sie getaped, in »Singing in the Rain« tanzen sie natürlich, und in »The Tree of Life« werden minutenlang winzige Babyfüße bewundert. In »Footloose« schließlich bestreiten die Füße ganz allein den gesamten Vorspann.

Bisweilen geben Füße dem Film auch seinen Titel. Ob »Kalte Füße«, »Mein linker Fuß«, »Perfect Feet« oder »Finding your Feet«. Letztgenannter Film (auf Deutsch öde als »Tanz ins Leben« betitelt) basiert auf dem Sprichwort »Fuß fassen« oder »den Boden unter den Füßen spüren« und handelt von einer betrogenen Ehefrau, die durch das Tanzen zu sich selbst zurückfindet und von ihren Füßen ausgehend ihr Selbstbewusstsein zurückgewinnt. Tanzende Füße machen glücklich, weshalb der Animationsfilm um den Pinguin, der gerne Tänzer sein will, auch »Happy Feet« heißt.

Sogar im deutschesten aller deutschen TV-Formate, dem »Tatort«, kommen Füße zu ihrem großen Auftritt, wie in der Münsteraner Folge »Ein Fuß kommt selten allein«.

Füße besitzen Rhythmus! Nicht umsonst geht einer Blaskapelle ein Trommler voran, und nicht ohne Grund wird sie im englischen »Marching Band« genannt. Füße und Takt gehören zusammen.

Schlagzeuger von Rock-, Punk-, Metal- und sonstigen Bands setzen neben ihren zwei Händen simultan ihre zwei Füße ein. Dabei bilden die eine eigene Einheit. Unabhängig von den Händen, aber natürlich mit ihnen im Einklang, arbeiten die Füße an den Pedalen. Mit rechts wird meist der Bass bedient, mit links die »Hi-Hats«, das Doppelbecken. Koordination ist alles. Rechter Fuß mit linkem Fuß, Füße mit Händen, Gehirn mit Füßen und Füße mit Atmung. Das ist Hochleistungssport – geistig und körperlich.

Sehen Sie Ihre Füße jetzt schon mit anderen Augen? Obwohl – Füße sieht man selten. Vor allem in der bildenden Kunst. Auf unzähligen Aktbildern durch alle Epochen der Kunstgeschichte hindurch sind Füße abgebildet. Doch schenkt ihnen irgendjemand Beachtung? Kaum, denn andere Körperteile drängen sich in den Vordergrund.

Selten taucht der Fuß im Titel eines Werkes auf. Und ob Stillleben oder Studie, wieso eigentlich sind Vasen mit halb vertrockneten Blumen, faulendes Obst oder in Erwachsenenkleidung gezwängte pausbackig unglückliche Kinder ein lohnenderes Objekt als der mal wieder schändlich vernachlässigte Fuß? Es gibt lobenswerte Ausnahmen, die den wunderschönen, gar filigranen Fuß in den Mittelpunkt stellen: Edgar Degas wäre da zu nennen. Allerdings traten Füße bei ihm vor allem deshalb häufig auf, weil sein spezielles Interesse der Eleganz des Balletts galt.

Dürer immerhin zeichnete neben dem Karnickel auch einen Fuß. Weil es Albrecht Dürer war, löste er damit sogar zu seiner Zeit einen wahren Fußfetisch aus! Er gestaltete ein Altarbild und verfasste dazu Studien der einzelnen Teile. Eine Studie zeigt den Blick auf die nackten, verletzlichen Fußsohlen eines betenden Apostels. Eine damals innovative Perspektive auf die Füße, auf denen man lief und arbeitete, die man aber sicher nicht in die Hand nahm, um sie zu betrachten. Füße waren Arbeitsgeräte, sprich Werkzeuge wie auch heute noch, und solch eine empfindsame Ansicht war ungewohnt. Nach der Aufstellung des fertigen Heller-Altars in der Dominikanerkirche in Frankfurt soll es zu Massenaufläufen gekommen sein, und die Mönche verdienten gut an denen, die einen Blick auf die Füße werfen wollten. Umstritten ist, ob Dürers eigene Füße das Vorbild für Entwurf und Bild waren.

1885/1886 zeichnete Vincent van Gogh mehrere Fußstudien, keine davon zählt jedoch zu seinen berühmten Werken. Bei anderen berühmten Malern erhält der Fuß immerhin eine Erwähnung im Titel, so bei Renoirs »Badende, sich den Fuß abtrocknend«, wobei im Bild der Fokus eher auf dem Gesicht und den anderen Rundungen der Dame liegt.

In Richtung Moderne, zwischen Expressionismus und Surrealismus, verschaffte Paul Klee dem Fuß einen Auftritt in »Hat Kopf, Hand, Fuß und Herz«, wobei es sich genau genommen sogar um zwei Füße handelt. Franz Marc malte lieber Hufe und Pfoten als Füße; der Frauenfuß in »Der Traum« steht sicher nicht im Aussagemittelpunkt des Werkes. Auch sein Kumpel August Macke und die anderen Mitglieder des Blauen Reiters hatten es nicht so mit Füßen. Bei Joan Miró taucht der Fuß wieder auf, allerdings in bedrohlichem Sinne, als Körperteil einer Person, die einen Stein auf einen Vogel wirft. Salvador Dalí hingegen hatte was übrig für Füße – ob 1922 noch als detailgetreue Studie oder surrealistisch als Teil von »The Daughter of the West Wind«: Hier wählt er den gleichen Blick auf die Füße wie schon Dürer, nämlich von unten. Die gleiche Ansicht interessiert ihn in den Bildern »Gala's Fuß«, St. James' Fuß in »Santiago el Grande« und Christi Füße in »The Ascension of Christ«. René Magritte lässt 1937 in »Le Modèle rouge« Zehen aus einem Schuh wachsen, ein befremdlicher Anblick, als könnte man seine Füße ausziehen und vor die Tür stellen. Jacques-André Boiffard setzte Füße und Zehen fotokünstlerisch in Szene. Während seines Medizinstudiums schloss er sich den Surrealisten an. Nach dem Tod seines Vaters 1935 wurde er Arzt und machte fortan nur noch medizinische Bilder – er wurde Radiologe. Damian Hirsts »Dämon mit Schüssel / Demon with Bowl« ist immerhin so riesig, dass der Betrachter auf Höhe der Füße beziehungsweise Klauen zu stehen kommt, sonst hat er aber nichts mit Füßen am Hut. Und auch für Gerhard Richter hatten Füße anscheinend nicht genug abstraktes Potenzial. Selbst vom britischen Street-Art-Künstler Banksy gibt es keine Fuß-

Murals, allerdings befinden sich viele seiner Werke immerhin auf Fußhöhe. Und sie finden sich auf Füßen wieder – nämlich als Tattoo-Motiv.

Als ich anfing, mich berufsbedingt mit Füßen zu beschäftigen, fand ich sie ehrlich gesagt auch nicht besonders spannend. Als junge Ärztin macht man, was einem aufgetragen wird – und wenn es das Absolvieren von fußorthopädischen Kursen ist. Doch Dinge, die ich einmal angefangen habe, mache ich richtig. Daher wollte ich mehr über Füße wissen. Allmählich fing ich Feuer, las alles, was ich über das Thema finden konnte, recherchierte und guckte allen Patienten auf die Füße. Da ich aus organisatorischen Gründen in meiner Abteilung selbst keine Fußsprechstunde und die entsprechenden Operationen durchführen konnte, musste ich mir einen anderen Weg suchen, um Menschen und ihre Füße miteinander bekannt zu machen: Ich schrieb dieses Buch.

Denn unsere Füße sind ein architektonisches Meisterwerk und zu Höchstleistungen fähig, aber wir bemerken unsere Wurzeln auf dem Boden erst, wenn sie nicht korrekt funktionieren. 80 Prozent aller Deutschen geben an, unter Problemen mit ihren Füßen zu leiden. Ob Ballenzeh, Schneiderballen, Schweißfüße oder Achillesferse – wenn schmerzfreies Gehen nicht mehr möglich ist, ist das Leiden groß. Schon ein Steinchen im Schuh lässt uns erbärmlich hinken und nichts sehnlicher wünschen als die Entfernung des Übeltäters. Scheinbar geringe Störungen an der ausgeklügelten Mechanik des Fußes können sich zu einem großen Problem auswachsen, und unscheinbare Erkrankungen des Fußes können massive Auswirkungen auf den ganzen Körper haben.

Nach einer Einführung über den Aufbau und die Funktion des Fußes fragen wir uns, wie Gehen eigentlich geht und was Schuhe unseren Füßen so alles antun können.

Im zweiten Teil werden allgemein verständlich die häufigsten Krankheitsbilder erläutert. Dezidierte Therapieanleitungen möchte ich jedoch nicht geben, denn das würde dem individuellen Fuß nicht gerecht werden. Während meiner Ausbildung bekam ich eingetrichtert: »Durchs Telefon und durch die Hose stellt man keine Diagnose!« Und genauso wenig durch ein Buch. Es soll informieren und aufklären, ersetzt aber nicht den Weg in eine Praxis. Und wenn der Weg der Füße dann zum Arzt führt, wie den richtigen unter den zahlreichen Fußchirurgen finden? Fußchirurgen gibt es viele, aber was macht einen guten aus? Was passiert rund um eine Operation am Fuß, und was kann der Besitzer der Füße selbst zur Fußgesundheit beitragen? Und hätten Sie gewusst, dass Aschenputtels Schwiegermutter eine Trendsetterin war? Wann der internationale Tag des Fußes ist? Markieren Sie sich den letzten Mittwoch im Juni in Zukunft rot im Kalender! Und dann Tassen und Füße hoch, Champagner ins Glas und Essenz ins Fußbadewasser. Und dazu Musik an, denn der Fuß hat den Blues … und den Pop … und den Rock 'n' Roll! Jede Band, die etwas auf sich hält, hat mindestens ein Lied über den Fuß geschrieben. Füße tanzen, Füße wippen im Takt,

Füße geben den Rhythmus vor, Füße grooven und Füße schwofen. Warum wohl texten Bands über Füße, wenn sie Füße nicht als Spiegel der Seele ansehen würden? Ob stadienfüllende Band der 1990er-Jahre oder Enfant terrible der Musikszene, ob Sir, Surfer Boy oder Schmusesänger, sie alle thematisieren Füße. Hier eine unvollständige Liste von Songs über Füße und Zehen, zusammengestellt von der Website *Ranker.com*. Da sollte für jedes Paar Füße ein passender Song dabei sein:

U2 – The Ground Beneath Her Feet
Hoobastank – Foot in Your Mouth
Chris Rea – Burnin' Feet
Michael Bolton – When I am Back on My Feet Again
Coldplay – Now My Feet Won't Touch the Ground
3 Doors Down – Feet in the Water
Toto – Dying on My Feet
Mumford & Sons – Below My Feet
No Doubt – Six Feet Under
Marilyn Manson – Devil Beneath My Feet
Motörhead – On Your Feet or on Your Knees
Beach Boys – Take a Load Off Your Feet
Donna Summer – Stamp Your Feet
The Police – Walking in Your Footsteps
The Everly Brothers – Who's Gonna Shoe Your Pretty Little Feet
Tracy Chapman – Cold Feet
Paul McCartney – Feet in the Clouds
Cliff Richard – Foot Tapper
Alanis Morissette – Head over Feet

Jack Johnson – Bubble Toes
Z. J. & Noah Boat – I Love Toes
Stevie Wonder – Knocks Me Off My Feet
Johnny Cash – Five Feet High and Rising

Und nun viel Spaß beim Lesen dieses Buches, das unsere wunderbaren Füße in den Mittelpunkt rücken soll!

Was Füße leisten

Im Zusammenspiel seiner verschiedenen Strukturen besticht der Fuß als wahrer Modellathlet auf gleich fünf Einsatzgebieten durch Höchstleistungen und hätte – gäbe es einen olympischen Wettstreit für Körperteile – insgesamt fünf Goldmedaillen verdient:

- Gewichtheben:
  Unser Fuß widersteht Gewichten vom Mehrfachen unseres Körpergewichtes, die aus verschiedenen Richtungen auf ihn einwirken.

- Bogenschießen:
  Durch den bogenförmigen Aufbau des Fußgewölbes besitzt unser Fuß eine selbst stabilisierende Anatomie und ökonomisiert durch Hebelwirkung die Muskelarbeit, sodass unsere Muskeln uns ohne übermäßigen Energieaufwand pfeilschnell vorwärts katapultieren können.

- Hoch- und Weitsprung:
  Stöße und Schockwellen von Belastungen werden abgefedert und verteilt und Energie aufgenommen und weiterverwertet.

- Schwebebalken:
  Unser Fuß hält unseren Körper aufrecht im Gleichgewicht, auf einem und zwei Beinen, und bewahrt uns davor, vornüberzukippen.

- Kampfsport:
  Die Fußsohle schützt uns vor stumpfer und spitzer Gewalteinwirkung, ist aber gleichzeitig hochsensibel und konzentriert, immer auf Zack gegenüber ihrer Umwelt.

Anatomisches Meisterwerk

»Der menschliche Fuß ist ein Meisterwerk der Bautechnik und ein Kunstwerk.«

Leonardo da Vinci soll das gesagt haben, als er sich um 1500 herum mit der komplexen Anatomie aus Knochen, Muskeln und Bändern beschäftigte.

Dudley Joy Morton hingegen, ein amerikanischer Fußorthopäde und Paläoanthropologe, wollte 1924 angesichts der vielen durch falsches Schuhwerk deformierten Füße, die er in seiner täglichen Praxis sah, »gar nicht erst damit anfangen, den menschlichen Fuß zu preisen oder über seine Schönheit und Perfektion in Begeisterungsrufe auszubrechen«.

Was ist da los? Haben 400 Jahre aus einem Meisterwerk ein Wrack gemacht? Machen wir in unserer täglichen Vernachlässigung aus einem Kunstwerk Schrott?

Doch zuerst muss eine grundlegende Frage geklärt werden: Wo fängt eigentlich der Fuß an, und wo endet das Bein? Sagt nämlich etwa der gemeine Bayer, ihm täte »der Fuaß weh«, kann es sich um alles vom Knie bis zum Kleinzeh handeln.

Wer einmal googelt, aus wie vielen Bändern, Muskeln und Knochen so ein Fuß denn eigentlich besteht, findet erstaunlicherweise verschiedene Zahlen. Mal sind es 26 Knochen, 19 Muskeln und 107 Bänder, mal 114 Bänder und 20 Muskeln, je nachdem, wo Beginn und Ende des Fußes gesetzt werden und ob komplexe Strukturen als Ganzes gezählt oder in ihre Einzelteile zerlegt werden. So kann beispielsweise das Innenband am Sprunggelenk als ein Band oder als Summe seiner drei Anteile genommen werden. Werden Schienbein und Wadenbein, die das Sprunggelenk mitbilden, zum Fuß gezählt? Und zählen die beiden winzigen Sesambeine als Knochen oder nicht?

Betrachten wir als eigentlichen Fuß daher unser unteres Körperende jenseits des Sprunggelenks. Letzteres ist sozusagen das Bindeglied zwischen Bein und Fuß. Wir stehen einem komplexen Zusammenspiel aus Knochen, Muskeln, Sehnen und Bändern gegenüber.

Sind Sehnen und Bänder denn nicht das Gleiche? Nein!

Zwar bestehen beide aus dem nahezu gleichen Grundmaterial, aber die Funktion ist eine völlig andere. Eine Sehne ist das bindegewebige Ende eines Muskels, mit welchem dieser an einem Knochen ansetzt, um ihn zu bewegen. Dieses »Zwischenstück« zwischen sich anspannendem und entspannendem Muskel bildet eine griffigere, sicherere Ansatzfläche an der feinporigen Knochenoberfläche, als es der bewegliche Muskel direkt schaffen könnte. Das wäre, als würde man ein Segel an den Mast kleben, statt es mit Seilen daran zu verwinden. Ein bisschen kann man sich eine Sehne auch wie einen elastischen Hosenträger vorstellen.

Bänder dagegen sind starke Bindegewebsstränge, ebenfalls aus Kollagenfasern, welche jedoch relativ unelastisch Knochen mit Knochen über ein Gelenk hinweg zu dessen Stabilisierung verbinden. Wenn Bänder ausleiern, dann wackelt auch das Gelenk.

Um aber die Meisterleistungen unserer Füße in den Disziplinen Gewichtheben, Bogenschießen, Hoch- und Weitsprung, Schwebebalken und Kampfsport würdigen zu können, brauchen wir ein paar Grundkenntnisse über die Anatomie des Fußes. (Damit es nicht zu wirr und kompliziert wird, machen wir es wie die Profis: Auch medizinische Lehrbücher handeln die Bestandteile des Fußes der Einfachheit halber getrennt voneinander ab.)

Knochen und Gelenke

Beim knöchernen Skelett einigen wir uns nomenklatorisch auf 26 Knochen und zwei Sesambeine. Was überhaupt sind denn Sesambeine? Geformt wie kleine Erbsen, liegen sie unter dem Großzehengrundgelenk, zwischen 1. Mittelfußknochen und Grundglied des dicken Zehs, zwei kleine knöcherne Erhebungen. Die Sesambeine haben eine wichtige Funktion: Sie sind immer dort in eine Sehne eingebaut, wo diese über ein Gelenk verläuft. Wenn das Gelenk unter der Sehne gebeugt wird, wird die Sehne gedehnt und es entsteht Druck. Um sowohl Sehne als auch Gelenkknorpel vor dem Druck und der Reibung des jeweils anderen zu schützen, liegen an dieser Stelle kleine knorpelig-knöcherne Erbsen in der Sehne, die den Druck zur Seite wegleiten. Auch die Kniescheibe ist ein Sesambein, das bei der Beugung des Knies den Druck des über das Gelenk gezogenen Kniestreckermuskels abfedert. An der Großzehe liegen sie dort, wo in der Abrollbewegung der Zehen beim Gehen der Knick ist. Der Druck der sich dehnenden Beugesehne wird so vom Knochen abgeleitet. Manchmal ist eines der beiden Knöchelchen in sich geteilt, ähnlich einer in der Mittellinie zerbrochenen Kaffeebohne. Diese anlagebedingte Teilung darf nicht mit einem Knochenbruch verwechselt werden, wobei das tatsächlich auch vorkommt. Vor allem bei professionellen Tänzern, die dauernd die Zehen beugen und viel auf Zehenspitzen stehen, kann es durch den ständigen Zug zu einem Ermüdungsbruch kommen.

Um 210 v. Chr. wurde das innen liegende (das »mediale«) Sesambein übrigens als »Luz« – Lichtknochen – und »bone of resurrection«, also Auferstehungsknochen, angesehen.

Übrigens hat nicht jeder Mensch gleich viele Knochen am Fuß! An keinem anderen Körperglied gibt es so viele anatomische Variationen. Diese zusätzlichen Knöchelchen sind entweder entwicklungsbedingte Knochenkerne – die nicht mit dem Rest verwachsen sind –, Extra-Knöchelchen, verknöcherte Weichgewebsstrukturen, Doppelungen oder Spaltbildungen. In MRT(Magnetresonanztomografie-)Studien wurden zum Teil über 30 zusätzliche Fußknöchelchen beschrieben! Meistens sind diese kleinen Knochen Zufallsbefunde und ohne jeglichen Krankheitswert, höchst selten können sie durch die beengten Verhältnisse am Fuß oder im Schuh Beschwerden verursachen.

Die »üblichen« 26 Knochen bilden 33 Gelenke. Diese wiederum sind untereinander durch über 100 Bänder verbunden. Für Beweglichkeit und gleichzeitig Stabilität sorgen über 20 federförmig kleine oder bis zum Unterschenkel reichende Muskeln.

Knochen bestehen aus einem anorganischen Gerüst und Knochenzellen. Das anorganische Gerüst »lebt« nicht, es besteht aus Calcium und Phosphat. Aber es wird von den Knochenzellen ständig umgeformt. Eine Sorte Knochenzellen baut das Gerüst auf, die andere Sorte reißt es ab. Die Gerüstbauer heißen Osteoblasten, die Zellen, die das Gerüst wieder einreißen, heißen Osteoklasten. Sie sind ständig aktiv, jedoch im Gleichgewicht. Die Aktivität wird durch Hormone wie Vitamin D und Parathormon

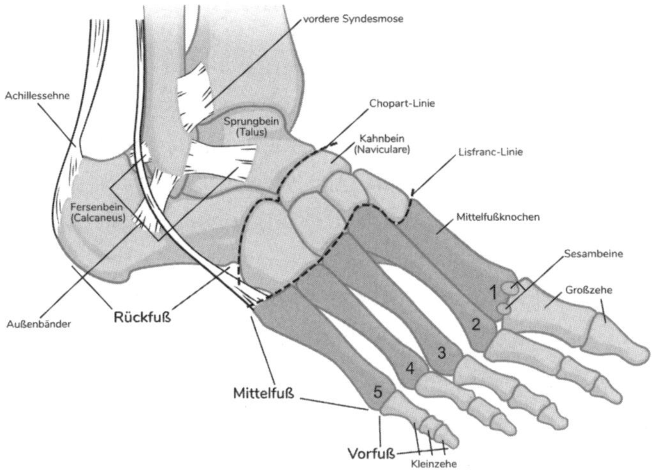

Abbildung 1: Das Fußskelett mit dem oberen Sprunggelenk, Achillessehne, Peronealsehne (lang), vorderer Syndesmose und der Unterteilung in Rückfuß (Fußwurzel), Mittelfuß und Vorfuß

gesteuert und ist abhängig vom Calcium- und Phosphat-Angebot, also dem vorhandenen Baumaterial. Wenn die Osteoklasten oder Knochen-Klauer zu stark werden, entsteht Knochenschwund, die Osteoporose.

Das Gerüst unserer Knochen bildet eine äußere harte Schale und ein inneres weicheres Netz. Hier ist das Knochenmark eingelagert. Je kleiner der Knochen, desto kompakter ist er, wohingegen der größte Knochen unseres Körpers, der Oberschenkelknochen, abgesehen von seinen beiden Enden, im Wesentlichen ein hohles Rohr ist. Wäre dem nicht so, würden wir viel zu viel wiegen und wären bewegungsunfähig. Knochen von Vögeln haben eine hauchdünne Hülle und sind daher sehr fragil und dünn.

Die Ausrede von den »schweren« Knochen, wenn die Waage nicht zeigt, was wir wollen, gilt also nicht!

Unser Fußskelett (Abbildung 1) besteht aus einem hinteren Teil, dem Mittelteil und einem vorderen Teil. Diese Abschnitte heißen Fußwurzel, Mittelfuß und Vorfuß. Der Mittelfuß besteht aus den Mittelfußknochen und der Vorfuß aus den Zehen.

Die Fußwurzel wird aus zwei großen Knochen und fünf kleinen gebildet. Die beiden großen sind das Sprungbein und das Fersenbein.

Das Sprungbein

Das Sprungbein ist der härteste Knochen unseres Körpers und zu vier Fünfteln von Knorpel überzogen, weil er an fast seiner gesamten Oberfläche mit einem seiner vielen Nachbarknochen ein Gelenk bildet. Brüche des Sprungbeins (Talus) sind selten, aber wenn, dann schwerwiegend. Häufiger passiert es, dass sich bei einem Stauchungstrauma – wie dem Sprung aus größer Hohe mit Landung auf den Füßen – der harte Talus in das weiche Fersenbein (Calcaneus) rammt und dieses zersprengt. Fersenbeinbrüche sind daher weitaus häufiger.

Das Fersenbein

Weil das Fersenbein ein recht massiver Knochen ist, wird er in verschiedene Unterabschnitte unterteilt. Was wir im Alltag als Ferse bezeichnen, ist nur sein hinterer Teil, der

Fersenbeinpopo. Der vordere Teil bildet die Gelenkverbindungen zu den Nachbarknochen. Die Winkel dieser Gelenkflächen zueinander sind für die Statik und Funktion des Fußes entscheidend. Brüche, die diese Gelenkwinkel beeinträchtigen, müssen minutiös operativ wieder aufgerichtet werden. Eine Besonderheit des menschlichen Fersenbeins ist ein kräftiger Seitenfortsatz: das Sustentaculum oder »der Unterstützer«. Diese innen am Fuß gelegene Knochenausziehung stützt das auf dem Fersenbein reitende Sprungbein. Nur so können beide übereinander positioniert sein und nicht wie bei Vierbeinern nebeneinander. Und nur so kann unser Körperstamm aufrecht gehalten werden und nicht waagerecht. Ein wichtiges Puzzlestück in der Evolution des aufrechten Ganges!

Das Sprunggelenk

Zu seiner Oberseite hin bildet das Sprungbein mit Schienbein und Wadenbein das obere Sprunggelenk. Schienbein und Wadenbein halten das Sprungbein dabei wie wir ein Tofustückchen zwischen Essstäbchen. Mediziner bezeichnen das als »Sprunggelenksgabel«. Vergleichbar ist es mit einer Fahrradgabel, in der sich das Rad dreht. Der eine Zinken der Gabel ist das Wadenbein mit dem Außenknöchel, der andere das Schienbein mit dem Innenknöchel. Dazwischen »hängt« wie ein Rad das Sprungbein, das sich zwar nicht dreht, aber auf und ab bewegt. Nach oben schafft es so, ausgehend vom rechten Winkel (also der Normalhaltung des Fußes), 15 Grad, nach unten 40 Grad. Damit das reibungslos klappt, muss das Sprungbein genau ausgerichtet sein. Mit einem Achter im Rad verklemmt sich die Gabel. Während aber ein Rad überall gleich dick ist, ist das Sprungbein ungleichmäßig breit, vorne mehr als hinten. Bei einem Sprunggelenkbruch, vor allem wenn die Gabel gesprengt ist, ist es also sehr wichtig, das Ganze in einer neutralen Position zusammenzuschrauben! Wird die Gabelweite an der dünnsten Stelle des Sprungbeines ausgerichtet, dann klemmt die Bewegung. Zu seiner Unterseite reitet das Sprungbein auf dem mittleren Teil des Fersenbeins und bildet einen Teil des unteren Sprunggelenkes. Meist ist dieses Gelenk allein gemeint, wenn vom unteren Sprunggelenk die Rede ist. Für das volle Bewegungsausmaß der Ein- und Auswärtsbewegung des Fußes, die hier ermöglicht wird, spielt aber auch das Gelenk zwischen Sprungbein, Kahnbein und vorderem Teil des Fersenbeins eine wichtige Rolle.

Im oberen Sprunggelenk erfolgt die Auf- und Abwärtsbewegung des Fußes, im unteren Sprunggelenk die Rechts-Links-Neigung. Vereinfacht nickt das obere Sprunggelenk, und das untere schüttelt den Kopf.

Der Fersenbeinknochen bildet – nicht überraschend – unsere Ferse. Hier setzt die Achillessehne an, und hier machen wir Kontakt mit dem Boden. Unsere Ferse ist gleichzeitig robust und empfindlich, an der Rückseite dünnhäutig und an der Unterseite gut gepolstert.

Beide, Fersenbein und Sprungbein, führen die Gelenkreihe nach vorne hin mit je einem Nachbarn fort, wobei diese beiden Knochen, das Würfelbein und das Kahnbein, sowohl zusätzlich miteinander als auch mit den weiteren drei Fußwurzelknochen Gelenke bilden. Die Fußwurzelknochen vollziehen dabei eine dreidimensionale Drehung und bringen uns aus der aufrechten Haltung fest auf den Boden der Tatsachen. Wie von einem mittelalterlichen Steinmetz haargenau ineinandergepasst, bilden die Knochen ein stabiles Gewölbe. Jede Krümmung entspricht einer Aushöhlung, und jede Zacke findet ihre Nut.

Die Gelenkformationen der Fußwurzel sind so ausgefuchst, dass es noch keiner geschafft hat, sie als künstlichen Gelenkersatz nachzubilden. Während das Hüftgelenk ein einfaches Kugelgelenk mit einem Kopf und einer Pfanne ist und sehr einfach als Kunstgelenk nachgebildet werden kann, schaut es beim Kniegelenk schon schwieriger aus und beim oberen Sprunggelenk noch nicht zufriedenstellend. Das Kniegelenk kann aus seiner natürlichen Form eines transportablen Dreh-Scharniergelenkes (das bedeutet, während sich das Scharnier aus Oberschenkelrolle und Schienbeinplateau bewegt, ändert sich das Drehzentrum des Gelenkes) immerhin noch in ein einfaches Scharniergelenk funktionell zufriedenstellend umgewandelt werden. Der Gelenkersatz am oberen Sprunggelenk jedoch ist nach wie vor eine bloße Annäherung.

Das Würfelbein und das Kahnbein bilden eine hintere

Gelenklinie, das Kahnbein mit seinen drei kleinen Nachbarn, den Keilbeinen, die vordere Gelenklinie der Fußwurzel. In früheren Kriegen war das wichtig, weil hier bei Verletzungen die Amputationslinie gezogen wurde, benannt nach den Herren Chopart und Lisfranc (siehe Abbildung 1). Jacques Lisfranc war seines Zeichens Militärarzt in Napoleons Armee und musste sich oft um Soldatenfußreste kümmern, die in Steigbügeln hängen geblieben und abgerissen waren. Was die Bekanntheit angeht, liegt Monsieur Lisfranc, genau wie seine Gelenklinie, weit vor Monsieur Chopart, von welchem der Nachwelt nicht einmal ein Bild überliefert ist.

Der Mittelfuß

In der Lisfranc-Linie findet dann auch der Übergang von der Fußwurzel zu den fünf Mittelfußknochen statt. Die Mittelfußknochen sehen aus wie kleine längliche Kegel und bestehen aus einer Basis, einem länglichen Schaft und einem runden Köpfchen. An ihrer Basis halten die fünf Freunde engen Kontakt miteinander, dann trennen sie sich leicht fächerförmig. In den Zwischenräumen zwischen den Schäften verlaufen Muskeln, Nerven und Gefäße. Die Köpfchen sind durch Bänder miteinander verbunden, damit der Abstand gewahrt bleibt, nicht zu groß und nicht zu klein.

Am vorderen Ende jedes Mittelfußknochens sitzt je eine Zehe, wobei die Großzehe aus zwei Zehengliedern und die kleinen Zehen aus je drei Zehengliedern (Knochen) bestehen. Die Zehenglieder werden ebenfalls jeweils in Basis, Schaft und Köpfchen gegliedert. Sie sehen aus wie kleine Hanteln. Diese Zehenglieder heißen in ihrer Reihenfolge von hinten zur Zehenspitze Grundglied, Mittelglied und Endglied.

Die Gelenke zwischen den Mittelfußknochen und den Zehen sowie innerhalb der Zehen sind einfache Scharniergelenke. Ein Gelenk wird jeweils aus dem Köpfchen des hinteren Knochens und der Basis der folgenden gebildet. Alle Gelenke sind von einer Kapsel umgeben.

Knorpel

Alle Gelenkflächen sind von Knorpel überzogen. Knorpel ist eine Substanz aus Wasser und drei Bestandteilen: Fasern, Zellen und Geliermittel. Die Zellen bilden Fasern, und diese richten sich in einer Matrix aus. Diese Matrix schaut im Mikroskop aus wie die Streben eines gotischen Gewölbes. Die Fasern steigen vom knochennahen Boden des Knorpelbelages wie Säulenstränge nach oben und bilden an der Knorpeloberfläche ein vernetztes und miteinander verwobenes Dach. Zwischen diesen Faserstreben ist eine wasserbindende Masse aus Hyaluron eingelagert. Die

Fasern sorgen für Stabilität, die Gallertmasse für Elastizität und die Zellen für Nachschub an beidem.

Die Hauptmenge der Knorpelzellen liegt am Boden des Knorpels nahe am Knochen, wenige liegen zwischen den Fasern. Während die Knorpelzellen unten im Knorpel dick und rund sind – wie ein Kugelfisch –, müssen sich die Zellen umso flacher machen, je dichter die Fasern werden. Daher sind die Zellen nahe der Knorpeloberfläche ganz flach, wie eine Flunder. Damit der Knorpel seine Architektur aufbauen kann und weiß, wie er seine Fasern ausrichten muss, braucht es Belastung. Und damit der Knorpel gut ernährt wird, muss ein Gelenk bewegt und belastet werden. Übermäßige Belastung schadet dem Knorpel jedoch. Beim Knorpel des Kniegelenkes ist das besonders gut untersucht. Vor allem bei geschädigtem Knorpel zeigen Studien hier ganz deutlich, dass eine Gewichtsreduktion um 10 Prozent des Körpergewichtes degenerative Gelenkschmerzen um 50 Prozent verbessern kann. Denn erleidet die Knorpeloberfläche einen Schaden, kann die schützende Faserschicht aufreißen und die Gelmasse verloren gehen. Es kommt zur Arthrose. Die Knorpelschicht wird abgerieben und verliert Höhe wie ein Autoreifen sein Profil. Durch diesen Verschleiß kann der Knorpel nicht mehr ausreichend als Belastungspuffer wirken, und der darunterliegende Knochen muss vermehrt Druck aufnehmen. Im Endstadium einer Arthrose reibt Knochen auf Knochen. Der Knochen kann durch den Druck verformt werden oder das Gelenk einsteifen. Hyaluronsäurehaltige Präparate, die über die Nahrung aufgenommen oder ins Gelenk gespritzt werden und den Knorpel reparieren sollen, können dies allenfalls bei sehr geringen Schäden tun.

Meinen Patienten erkläre ich den Vorgang immer folgendermaßen: Stellen Sie sich einen grünen Rasen vor. Es sprießt das Gras, das aus guter Erde wächst, die auf einem Kiesboden liegt. Das Gras ist die Knorpeloberfläche, die Erde der Knorpel und der Kies der Knochen. Wenn ein Fußballer die Grasnarbe ausgehebelt hat oder ein Golfschläger einen Grasbrocken weggeschleudert hat, ist die Oberfläche beschädigt. Die Erde liegt frei, wir haben ein oberflächliches Loch im Knorpel. Aber es ist noch genug Erde da, und wenn wir Dünger aufbringen, dann kann wieder Gras wachsen. Der Dünger entspricht den Hyaluron-Spritzen. Wenn aber eine ganze Fußballmannschaft sich auf dem Rasen ausgetobt hat und das Loch bis auf den Kies reicht, dann hilft kein Dünger mehr. Denn auf Kies wird nie Gras wachsen. Und wenn der Kies frei liegt, dann haben wir es mit einem schweren Knorpelschaden zu tun, also einem ausgeprägten Gelenkverschleiß. Ist das nicht nur an einer kleinen Stelle des Gelenkes der Fall, sondern großflächig, dann sprechen wir von Arthrose. Und die zu »reparieren« ist die Medizin noch nicht in der Lage. Wir können die Gelenkfläche dann nur operativ ersetzen. Etwa mit einem künstlichen Sprunggelenk.

Bänder

Die bekanntesten Bänder unseres unteren Körperendes liegen nicht am Fuß, sondern an der Verbindungsstelle zum restlichen Körper, dem Sprunggelenk.

Das Außenband

Das Außenband dürfte den meisten bekannt und bei einigen schon mal angerissen gewesen sein. Wie leicht knicken wir um! Daher ist die Außenbandverletzung die häufigste Bandverletzung des Menschen. Und warum? Eben weil das Band an dieser prekären Stelle des Übergangs von der Senkrechten in die Waagerechte liegt. Das Außenband sind aber drei Bänder! Und glücklicherweise wird in den meisten Fällen nur ein Teil überdehnt oder zerrissen, ganz selten alle drei. Die drei Teile des Außenbandes verbinden den Außenknöchel einmal nach vorne und nach hinten mit dem Sprungbein und einmal nach unten mit dem Fersenbein. Fast wie ein umgedrehter Mercedes-Stern, dessen Zentrum auf dem Außenknöchel liegt. Wenn unser Fuß nach innen umknickt, wie es am häufigsten ist, gerät erst der vordere Teil des Sterns unter Stress, dann der untere und dann erst der hintere. Während man vor circa 20 Jahren diese Bänderrisse sehr häufig operiert hat, sieht die moderne Unfallchirurgie hierfür nur noch bei einem Komplettriss aller drei Teile mit hochgradigem Stabilitätsverlust einen Grund.

Manchmal ist das Außenband so fest am Knochen verankert, dass beim Umknicken nicht das Band reißt, sondern es aus dem Knochen ausbricht. Das kann sowohl an dem Ende, der am Außenknöchel ansetzt, passieren als auch am Sprungbein. All diese Verletzungen können in der Regel mit einer Sprunggelenkschiene oder einem Spezialstiefel oder Gips behandelt werden.

Das Innenband

Das Pendant des Außenbandes ist das Innenband. Und wer hätte das gedacht, es gerät in Gefahr, wenn wir mit dem Fuß nach außen umknicken, was jedoch seltener passiert. Auch das Innenband besteht genau genommen aus mehreren Strängen, wird aber aufgrund seines eher fächerförmig dreieckigen Verlaufes vom Innenknöchel zu Sprung-, Fersen- und Kahnbein als EINE Struktur bewertet.

Neben dem Mercedes-Stern und dem Fächer finden sich zwischen nahezu allen benachbarten Knochen starke kurze Bänder, besonders an der Unterseite des Fußgewölbes als dessen Stütze.

Ein wichtiges Band läuft von dem Unterstützer-Fortsatz des Fersenbeins nach vorne zum Kahnbein. Dieses Band wirkt wie eine stark gespannte Hängematte für das auf dem Fersenbein reitende Sprungbein und verhindert, dass es runterfällt.

Vom hinteren unteren Ende des Fersenbeines ziehen zwei wichtige Bänder Richtung Fußspitze: das tiefe und das oberflächliche Sohlenband. Beide verspannen das Längsgewölbe des Fußes. Das tiefe Band endet am Würfelbein, das oberflächliche strahlt in die Mittelfußbasen ein.

Das Quergewölbe beziehungsweise der Abstand zwischen den Mittelfußköpfchen wird durch weitere Bänder stabilisiert. Ohne sie würde unser Fuß wie ein Fächer auseinanderweichen. Diese Bänder halten die Knochen so fest, dass Brüche des zweiten, dritten oder vierten Mittelfußknochens meist stabil genug sind und nicht operiert werden müssen.

Die Syndesmose

Eine ganz besondere Struktur ist die sogenannte Syndesmose (siehe Abbildung 1). Einige, die sich noch an die Fußball-WM 2010 in Südafrika erinnern und an das Ballack-Boateng-Drama, werden den Begriff kennen. Die Syndesmose ist ein wichtiger Stabilisator der Sprunggelenksgabel, denn sie verhindert das Auseinanderweichen der beiden Forken. Ähnlich einem Gummiband, welches man über eine Tranchierschere spannt, damit die Tranchen in der Geschirrschublade kein Unheil anrichten, verspannt die Syndesmose die beiden Unterschenkelknochen oberhalb des Sprunggelenkes miteinander. Wie das Band, das um beide Branchen herumläuft, läuft auch die Syndesmose in einem vorderen und einem hinteren Teil um Schien- und Wadenbein. Wenn diese Klammer gesprengt wird, wie es bei Michael Ballack der Fall war, sei es durch einen Bandriss der Syndesmose oder durch einen Bruch in diesem Bereich, ist das Sprunggelenk instabil und muss operativ stabilisiert werden.

Sicher sind Sie auch schon unzählige Male umgeknickt. Im besten Fall sind Sie einfach weitergelaufen, im schlechtesten haben Sie einen Bänderriss erlitten und im allerschlechtesten einen Bruch. Knicken wir häufiger im Knöchel um – und meistens knickt dabei der Knöchel nach außen und der Fuß nach innen – , dann kann es auch zu einer chronischen Überdehnung der Außenbänder am Sprunggelenk kommen. Das Außenband stabilisiert jedoch nicht nur den Knöchel, sondern einer seiner drei Anteile sorgt auch dafür, dass die Fußaußenrandheber-Muskeln (Peroneusgruppe) genau da entlanggleiten, wo sie hingehören, nämlich *hinter* den Außenknöchel. Nur dann können sie wirksam arbeiten. Ist das Band kaputt und die knöcherne Rinne zusätzlich etwas flach, nehmen die Sehnen eine Abkürzung und verlassen ihren Weg Richtung VOR den Knöchel (Luxation). Die aus ihrem Gleitlager luxierten Sehnen führen zu Schmerzen und weiterer Instabilität des Knöchels.

Außenbänder, Innenband und Syndesmose verschrauben das Sprunggelenk so, dass das Sprungbein zwischen Außenknöchel und Innenknöchel wie in einem Schraubstock sitzt, sich dabei aber in einer Ebene problemlos bewegen kann. Diese gedrehte Verschraubung kann beim Umknicken je nach Umknickrichtung ebenso schraubenförmig und konsekutiv reißen (oder brechen). Der Unfallmechanismus gibt daher schon viel Aufschluss über die möglichen Verletzungen. Dieser Mechanismus ist auch als Lauge-Hansen-Klassifikation der Sprunggelenkverletzungen bekannt.

Auch funktionell wird der Fuß in die drei Abschnitte unterteilt, den Rückfuß, den Mittelfuß und den Vorfuß. Der Rückfuß besteht aus der Ferse und der Fußwurzel bis zur Lisfranc-Linie. Der Mittelfuß bezeichnet den Abschnitt, den die langen röhrenförmigen Mittelfußknochen einnehmen. Ab der Gelenkverbindung zwischen Mittelfußköpfchen und Zehen handelt es sich um den Vorfuß.

Muskeln

Betrachten wir die Partner der Knochen und Gelenke, die für Bewegung sorgen: Muskeln sind kleine Kraftwerke aus unzähligen miteinander verhakten Zugfedern. Die kleinsten Einheiten eines Muskels heißen Sarkomere. Sie bestehen aus zwei Einzelbändchen, dem Aktin und dem Myosin, die sich aneinander festhalten. Sie können ihre Verbindung intensivieren und sich verkürzen, dann spannt sich ein Muskel an. Oder sie lassen locker, dann dehnt sich der Muskel.

Grundsätzlich gibt es zwei verschiedene Muskeltypen, die unser Skelett bewegen. Die weiße Muskulatur, auch Typ 2 oder Fast genannt, ist für schnelle Bewegungen geeignet, Sprinter haben extraordinär viele solcher Muskelfasern. Die rote Muskulatur, Typ 1 oder Slow, arbeitet nicht explosiv, sondern ausdauernd, ein Vorteil für Langstreckenathleten. Leider ist nicht trainierbar, welche Muskulatur ein Mensch in welchem Anteil besitzt. Das ist genetisch vorgegeben. Aus dem 100-Meter-Weltrekordler Usain Bolt wird also nie ein Marathonläufer werden und aus dem Ironman-Sieger Jan Frodeno kein 100-Meter-Weltmeister. Mit dem vorhandenen Material lässt sich aber durchaus sowohl die Maximalkraft eines Muskels als auch die Kraftausdauer trainieren.

Beim Durchschnittsmenschen sind die Fasertypen in etwa gleich verteilt, bei Spitzensportlern im jeweiligen Ausdauerbereich bis zu 80:20. Die rote Muskulatur scheint deswegen rot, weil sie viele Sauerstoffspeicher besitzt und sehr gut durchblutet ist. Sie reagiert empfindlich auf Sauerstoffmangel, kann diesen aber sehr gut verwerten. Die weiße Muskulatur ist schneller ermüdbar, kann aber eine kurze Zeit im Sauerstoffmangel arbeiten. Daneben gibt es auch rot-weiße Mischformen. Die ausdauernden roten Muskelfasern verrichten viel Haltearbeit, zum Beispiel, wenn wir stehen. Einer der in der Tiefe gelegenen Wadenmuskeln, der Soleus-Muskel, ist ein Vertreter dieser Art. Dagegen ist der oberflächlich auf der Wade gelegene Gastrocnemius-Muskel ein Sprinter.

Für die Beweglichkeit der Mittelfußknochen und Zehen sorgen lange Sehnen, die von Muskelbäuchen ausgehen, die am Unterschenkel platziert sind. Denn dort ist genug Platz für sie, im Gegensatz zum Fuß, wo sie nur stören würden. Das gleiche Prinzip sehen wir an unseren Händen, deren Muskeln am Unterarm liegen.

Wir unterscheiden diese Muskeln, die vom Unterschenkel kommen und deren Sehnen zum Fuß laufen und dort eine Bewegung erzielen, von Muskeln, deren Ursprung und Ansatz sich direkt am Fußskelett befinden, zwischen den Mittelfußknochen und Zehen.

Während Knochen und Bänder das passive architektonische System des Fußes ausmachen, bilden die Muskeln das aktive!

Insgesamt stehen am Fuß zur Verfügung:

Elf lange Muskeln in vier Gruppen vom Unterschenkel kommend *(1 langer Zehenheber, 1 Großzehenheber, 1 Fußheber, 2 Beuger/Außenrandheber, 1 Fußsenker in drei Teilen, 1 tiefer Fußsenker/Innenrandheber, 1 langer Zehenbeuger, 1 Zehenbeuger)*

und 23 kurze Muskeln direkt am Fuß *(2 Gruppen an der Oberseite (3 kurze Zehenstrecker, 1 kurzer Großzehenstrecker) und 3 Muskelgruppen an der Unterseite des Fußes – eine Gruppe für die Großzehe, eine Gruppe für die 5. Zehe, die Kleinzehe und eine Gruppe für alles dazwischen.)*

Für die, die es genau wissen wollen: Die kleinen Fußmuskeln bestehen aus: *1 Großzehenabspreizer, 1 kurzer Großzehenbeuger, 1 Großzehenanspreizer/1 Kleinzehenabspreizer, 1 Kleinzehenbeuger, 1 Kleinzehenherüberführer/4 Lumbrikalmuskeln, 1 Quadratmuskel, 3 Fußsohlenzwischenknochenmuskeln und 4 Streckseitenzwischenknochenmuskeln sowie 1 Mittlerezehenbeuger!*

Diese Muskeln sorgen für eine größtmögliche Flexibilität des Fußes – die wir, im Gegensatz zu unseren Händen, wo fast die gleichen Muskelgruppen vorhanden sind, so detailliert jedoch gar nicht mehr nutzen.

Die Unterschenkelmuskeln sind die Global Player, wohingegen die kleinen Fußmuskeln als Locals gelten können. Sie sind daher für ordentliche Verhältnisse vor Ort zuständig, während die großen Muskeln ihr Augenmerk auf die Zufriedenheit des Gesamtkörpers legen.

Unterschenkelmuskeln

Die Muskeln, die unseren Fuß nach unten bewegen, ihn spitz machen und unsere Zehen beugen, liegen alle an der Rückseite des Unterschenkels oder unter der Fußsohle. Die Muskeln, die den Fuß heben und die Zehen vom Boden hochbewegen, finden sich an der Vorderseite des Schienbeines.

Eine weitere Muskelgruppe liegt an der Außenseite des Unterschenkels. Diese beiden Peronealmuskeln heben den Fußaußenrand, einer endet am Mittelfuß außen, der andere kreuzt bis nach innen. Die Sehne dieses langen Peronealmuskels verspannt das Quergewölbe des Fußes. Wie ein Zügel läuft die Sehne hinter dem Außenknöchel entlang, in einen Tunnel aus Mittelfußknochen, Würfelbein und Sohlenband bis hinein zur Basis des gegenüberliegenden Mittelfußknochens und dem innersten Keilbein. Eine dynamische Sache! Knickt unser Bein nach innen oder der Fuß nach außen, wird dieser Muskel aktiviert und das

Quergewölbe ruckartig aufgerichtet, und wir kommen wieder ins Gleichgewicht.

Kleine Fußmuskeln

Hund und Katze besitzen diese kurzen, sogenannten »intrinsischen« Fußmuskeln nicht. Ein Pferd sowieso nicht, weil es nur auf einem Mittelfußknochen läuft. Und Folgendes war sogar mir neu: Das schnellste Säugetier der Welt, der Gepard, hat weniger Beinmuskeln als wir! Die kurzen Fußmuskeln unterstützen die Bogenarchitektur des Fußgewölbes. Da nur der Mensch dieses Fußgewölbe besitzt, sind auch nur bei ihm diese Muskeln vorhanden beziehungsweise ausgebildet. Die kleinen Muskeln finden sich in Schichten an der Fußsohle und am Fußrücken. Diese Schichten laufen zum Teil übereinander, zum Teil aber auch über Kreuz und verspannen so den Fuß – aber flexibel. Die kurzen Fußmuskeln finden im klinischen Alltag nahezu keine Würdigung. (Eine Studie aus dem Jahr 2015, die sich mit diesen Kernmuskeln ausführlich befasst hat, will das ändern. Sie ruft sogar die Dekade des Fußes aus.)

All diese Muskelgruppen sind von je einer Bindegewebshülle umgeben, ihrer Faszie. Faszien sind derzeit total »in« und werden für allerlei Bewegungsstörungen mitverantwortlich gemacht. Die Muskeln sollen sich in ihrer Umhüllung natürlich reibungsfrei bewegen können. Verklebungen behindern dieses freie Gleiten und sollen zum Beispiel durch Faszienmassagen oder Faszienrollen gelöst werden. Die Faszien der kleinen Fußmuskeln am Fuß direkt machen selten Ärger, die Hüllen der Unterschenkelmuskeln sind bei jeglicher Art von Prellung, Blutung oder Bruch ihres Inhaltes jedoch ein Risiko. Weil die Faszien nicht elastisch sind, sondern eher die Qualität eines robusten Jutesackes besitzen, können sie sich nicht ausdehnen, wenn sich das Volumen ihres Inhaltes vergrößert. Meist kommt es bei einer Einblutung oder Schwellung im Rahmen eines Unfalles zu diesem Phänomen. Weil innerhalb der Faszienhülle nicht nur der Muskel, sondern auch die ihn ernährenden Blutgefäße verlaufen, kann sich ein anschwellender oder einblutender Muskel selbst die Nahrungszufuhr abklemmen. In dieser Notfallsituation müssen die Hüllen des betroffenen Muskels sofort komplett eröffnet werden. Am Fuß selbst kann es bei schweren Quetschungen, wie bei einem Überrolltrauma durch ein Auto, zu diesem als Kompartmentsyndrom bezeichneten, kritischen Zustand kommen.

Theoretisch könnten wir unsere Zehen genauso distinktiv wie unsere Finger benutzen, so wie unsere nächsten Verwandten, deren filigrane Fußarbeit beim Hangeln von Baum zu Baum durchaus noch gebraucht wird. Doch im Rahmen der Evolution des Menschen stehen nun andere Dinge im Vordergrund.

Die Muskeln an Wade und Fußsohle sind dreimal so stark wie die Muskeln auf dem Fußrücken. Sie halten uns im Gleichgewicht, sie ziehen uns ständig vom Vorwärtskippen zurück. Der kräftigste Muskel ist der lange Zehenbeuger. Er stößt uns mit der Großzehe beim Laufen vom

Boden ab. Weil die Beuger viel Arbeit leisten, ist unsere Wade so ausgeprägt. Aber wenn die knöcherne Kathedrale unseres Fußskelettes nicht so rigide wäre, dass wir im Stand nahezu von allein statisch stabilisiert werden, hätten wir Waden wie Luftballons. Untersuchungen an einem tiefen Wadenmuskel (Tibialis posterior) haben gezeigt, dass dieser erst bei einer Belastung über 400 Pfund (181 Kilogramm) aktiviert wurde und dass wir im Stand die Hälfte der Last durch die anatomischen Verspannungen neutralisieren.

Egal, was jeder einzelne Muskel leistet, wichtig ist das Zusammenspiel. Ein Fuß muss stabilisiert werden, gut abrollen und elastisch abfedern, denn wir wollen sicher und bequem sowie möglichst energiesparend vorankommen. Und bei jedem Schritt, ja sogar in jeder Phase eines einzelnen Schrittes arbeiten Muskeln, Nerven, Haut, Bänder und Knochen in perfekter Choreografie miteinander. Und diese Choreografie funktioniert nicht nur an Land, sondern auch im Wasser. Dort können wir mithilfe unserer Muskeln die Füße vor allem beim Kraulen und im Rücken- und Delfinstil wie kleine Propeller einsetzen. Im Leistungssport trainieren die Schwimmer auch manchmal ohne Einsatz der Füße – nur der Armmuskulatur. Wer das selbst mal probiert, wird merken, wie anstrengend Schwimmen ohne Füße ist.

Um möglichst effizient viel Wasser verdrängen zu können, dreht der geübte Schwimmer die Beine leicht einwärts, damit die gesamte Fläche des Fußrückens als Paddel wirken kann. Dieses Paddel darf vor allem beim Kraulschwimmen nicht steif sein, sondern muss locker in Streckung des Fußes arretiert sein. Die Kraft kommt aus der Bewegung des Kniegelenkes. Den Fuß aktiv gegen den Wasserwiderstand zu drücken wäre für die vordere Unterschenkelmuskulatur viel zu anstrengend. Die gestreckte Haltung des Sprunggelenks bringt den Fuß (wie bei einem Balletttänzer auf der Spitze) in die Verlängerung des Beines und ist ergonomisch und windschnittig.

Bei allen Schwimmstilen außer dem Brustschwimmen ist der Einsatz der Füße und Beine prinzipiell gleich. Er gliedert sich in eine Aufwärtsbewegung und eine Abwärtsbewegung. Die Aufwärtsbewegung katapultiert den Schwimmer in Rückenlage vorwärts. In Bauchlage ist es die Abwärtsbewegung.

Schwimmanfänger, die den Fuß zu sehr versteifen und ihn nicht korrekt drehen, arbeiten sogar manchmal mit den Füßen rückwärts, während die Arme vorwärtsschwimmen. Eine falsche Fußtechnik kann dann sogar gefährlich werden, führt sie doch zu rascher Ermüdung oder zu Krämpfen. Zur Verbesserung des Schwimmstils sollte daher nicht nur die Kraft der Muskulatur, sondern auch die Beweglichkeit im Sprunggelenk und den Fußgelenken trainiert werden. Kann ein Schwimmer Sprunggelenke und Zehen säbelförmig überstrecken, erzeugt er eine Wellenbewegung, die der eines eleganten Meerestieres sehr nahekommt. Der mehrfache Olympiasieger Michael Phelps konnte angeblich mit seiner Schuhgröße von 47,5 seine Füße um 15 Grad mehr überstrecken als die durchschnittliche Bevölkerung.

Neben der Fähigkeit, den Fußrücken in oder über eine Linie mit der Schienbeinvorderkante zu bringen, ist die Schuhgröße sicherlich ein Erfolgsfaktor bei Schwimmern. Ein größeres Paddel verdrängt schließlich mehr Wasser als ein kleines. Wer mal mit Flossen geschwommen ist, hat bemerkt, wie viel leichter es sich schwimmt.

Die Weltrekord-Zeiten von Schwimmern und Schwimmerinnen unterscheiden sich deutlich. Frauen haben zwar in der Beweglichkeit Vorteile, die perfekte Wellenbewegung dürfte nicht das Problem sein. Neben anderen Faktoren wie bestimmten Lungenparametern und Muskelmasse spielt aber vielleicht auch eine Rolle, dass Athletinnen kleinere Füße haben. So liegt derzeit (Stand 1/2019) der Weltrekord für 100 Meter Freistil der Männer bei 46.91 Sekunden, bei den Frauen sind es 51.71 Sekunden.

Ian Thorpe, Weltrekordler und Olympiasieger, hat Schuhgröße 52 (oder 54, die Angaben schwanken), und sein wellenförmiger Beinschlag hatte ihm den Beinamen »Thorpedo« eingebracht. Einige Kritiker waren sogar auf die Idee gekommen, dass irgendetwas mit Thorpes Wachstumshormonen nicht stimmen könne. Eine erhöhte Produktion des Somatotropin-Hormons STH, unseres Wachstumsfaktors, der in der Hirnanhangsdrüse gebildet wird, führt zu verstärktem Wachstum. Beim Jugendlichen, bei dem die Wachstumsfugen offen sind, wird das Wachstum aller Gliedmaßen relativ gleichmäßig angeregt. Das ist ja auch Sinn und Zweck des Hormons in der Entwicklung. Gibt man das STH einem Erwachsenen oder wird es durch einen Tumor der Hirnanhangsdrüse in großen Mengen an den Körper abgegeben, findet sich ein disproportionales Wachstum. Während Arme, Beine und Körperstamm nicht mehr beeinflusst werden können, wachsen Hände, Füße und auch Nase. Doping-Anwender müssten von daher an ihrer Pinocchio-Nase erkennbar sein …

Eine Forschergruppe aus Queensland (Australien) berichtete 2016 im *International Journal of Sports Physiology and Performance*, dass die Beinarbeit beim Freistil nur 4 – 5 Prozent zur Gesamtgeschwindigkeit beisteuert, die Arme jedoch um die 65 Prozent. Wieso sind Füße dann trotzdem wichtig beim Schwimmen? Weil die Arme nur effektiv arbeiten können, wenn der Körper perfekt im Wasser liegt. Und dann kommen die Beine ins Spiel!

Viele Schwimmer fragen sich auch, warum ihre Füße beim Schwimmen absinken und sie eher nach oben als nach vorne arbeiten. Das liegt an einer zu schwachen Bauch- und Rumpfmuskulatur. Nur mit einer ausreichenden Körperspannung kann der gesamte Körper gestreckt im Wasser liegen.

Unter den besten Freunden des Menschen, den Hunden, gibt es ausgeprägte Wasserratten. Vor allem die Neufundländer sind sehr gute Schwimmer und besitzen wie einige andere Rassen sogar Schwimmhäute zwischen den Zehen. Auch Menschenkinder werden manchmal mit »Schwimmhäuten« zwischen den Zehen geboren. Dann handelt es sich aber um eine Rückbildungsstörung. Zehen und Finger entwickeln sich aus einer plattenförmigen Anlage. Sozusagen aus einer Socke bilden sich einzelne Zehen aus. Die Haut zwischen den fertigen Zehen bildet sich dann zurück, sodass einzelne Zehen entstehen. Tut sie das nicht und bleiben Zehen zusammengewachsen, nennt der Mediziner dies »Syndaktylie«, was nichts anderes heißt als zusammengewachsene Glieder. Als Schwimmhäute eignen sich diese Verwachsungen dennoch nicht, weil sie zu unelastisch sind. An den Fingern sind sie äußerst störend, und die Finger sollten chirurgisch getrennt werden. An den Kleinzehen ist das nicht immer notwendig; manche Menschen, wie der Schauspieler Ashton Kutcher, zeigen ihre »Schwimmhäute« sogar stolz in den sozialen Netzwerken.

Während manche Muskeln ein Leben lang still und leise ihren Dienst verrichten, neigen einige zur Exzentrik. Meist haben sie es aber auch nicht leicht, denn sie passieren täglich Engstellen, bekommen nicht genug Futter, werden durch die Nachlässigkeit anderer aus der Bahn geworfen oder können einfach nicht anders, als ihren Neigungen nachzugeben.

Wie gesagt werden Muskeln durch ihre Sehnen am Knochen befestigt. Manchmal muss die Sehne aber woanders beginnen als da, wo der eigentliche Muskel liegt. Der Motor befindet sich also nicht am Ort der Bewegung, sondern davon entfernt. So bewegen die Muskeln des Unterschenkels den Fuß und sogar die Zehen, weil ihre Sehnen die Kraft wie eine Art Keilriemen dorthin leiten. Damit dieser Keilriemen sich nicht aufreiben kann, muss er geschützt werden. Und manchmal muss er auch umgelenkt werden, wenn Muskel und Bewegungspunkt um die Ecke voneinander liegen. Dazu gibt es Sehnenscheiden und Haltebänder.

Damit also die Sehnenstränge, die vom Unterschenkel zum Fußende laufen, nicht den kürzesten Weg nehmen und wie die Sehne eines Bogens abstehen, werden sie über dem 90-Grad-Knick, den das Sprunggelenk zwischen Unterschenkel und Fußrücken bildet, durch ein starkes Netzband festgehalten. Vesalius, Begründer der neuzeitlichen Anatomie und Leibarzt Kaiser Karls V., hat dazu eine tolle Zeichnung verfasst. Da sitzt ein Mann mit gestreckten Beinen auf dem Boden. Er hält in jeder Hand in Kniehöhe ein Seil wie einen Zügel, dessen Ende er jeweils zwischen die Großzehe und die zweite Zehe geklemmt hat. Am rechten Bein hält er den Zügel einfach so, am linken Bein ist der Zügel mit einem Seil eng am Sprunggelenk befestigt. Zieht er jetzt am rechten Zügel, zieht er zwar die Zehen zu sich heran, der Zügel steht aber ab. Am linken Bein wird der Zügel eng am Bein entlanggeführt, wenn er die Zehen zu sich zieht.

Damit die Sehnen gut unter ihrem Halteband hinweggleiten können, ohne sich aufzureiben, sind sie in Sehnenscheiden gehüllt. Ungefähr wie in einer gepolsterten Kabelführung. Verringert sich der Innendurchmesser der Führung oder verdickt sich die Sehne, kommt es bei jeder Bewegung zu einem Hemmnis. Diese Reizung bedeutet in der Medizin Entzündung, hier eine Sehnenscheidenentzündung. Aus welchen Gründen Sehne und Sehnenscheide nicht mehr flutschen, ist unterschiedlich. Sowohl Systemprobleme (Rheuma, Cortisonmedikation, Diabetes) als auch örtliche Probleme (Durchblutung, Druck, Überbelastung) spielen eine Rolle.

Die Achillessehne ist die kräftigste und im Durchmesser dickste Sehne des menschlichen Körpers. Kein Wunder, schließlich ziehen in Form der Wade insgesamt drei Muskeln (Triceps surae) an ihr. Dummerweise wird eine Sehne immer nur durch ihre Hülle durchblutet. Die Nährstoffversorgung einer Sehne ist also umso schlechter, je dicker sie ist. Daher ist die Achillessehne sehr anfällig dafür, in ihrem Inneren an Elastizität zu verlieren, Mikrorisse zu erleiden und dann derbes Narbenersatzgewebe zu bilden. Bei einem Baum erfolgt die Ernährung auch durch die Rinde, und die dicksten Bäume sind innen oft hohl und viel schwächer als ein dünnerer, kompakter Baum, wenn der Sturm kommt. Daher neigt die Achillessehne dazu, zu reißen, und je älter wir sind, desto weniger von außen plötzlich wirkende Kraft ist dazu nötig. Manchmal reicht dann ein Windhauch.

Gefäße und Nerven

Für die richtige Bewegung zum richtigen Zeitpunkt und das Gefühl im Fuß sorgen die sich astartig aufzweigenden Enden dreier Hauptnerven. Die Äste dieser drei Nerven werden desto feiner und dünner, je näher sie den Zehenspitzen kommen. Ein Nerv verästelt sich von seinem Ursprung am Rückenmark bis zu seinem Ende wie ein Baum.

Das Gleiche gilt für die Blutgefäße, auch sie verästeln sich in feinste bindfadendünne Geflechte. Ist der Ursprung der drei Hauptgefäße des Fußes in der Kniekehle noch kleinfingerdick, ist das Gefäßnetz um die Kleinzehenspitze herum mit bloßem Auge kaum zu erkennen.

Für Haustierbesitzer: An der Innenseite des Ohres eines hellhäutigen Hundes oder einer Katze sieht man, wie fein die Blutgefäße sich verästeln.

Ob Ohr oder Zehen – beide haben den Nachteil, sehr, sehr weit vom Motor des Kreislaufs, dem Herzen, entfernt zu sein. Mediziner nennen das die letzte Wiese der Durchblutung und wollen damit ausdrücken, dass bei einer Störung im Verlauf der langen Leitung an deren Ende manchmal nicht mehr genug ankommt. Durchblutungsstörungen sind die Folge, und die sind am Fuß häufig.

Da Nerven und Gefäße gute Kumpel sind und gerne nebeneinander herlaufen (beide sind auch darauf angewiesen, einen möglichst von Druck und Knicken geschützten Weg zu nehmen), bedingt eine Störung des einen meist auch eine Fehlfunktion des anderen.

Bei den Gefäßen müssen wir Arterien von Venen unterscheiden. Arterien verteilen das Blut vom Herz in den Körper. Venen sammeln es in der Peripherie ein und bringen es über die Lunge, wo der Sauerstoffaustausch stattfindet, zum Herzen zurück.

Da der Fuß vom Herz so weit weg ist – und wenn wir stehen, das Herz oben und der Fuß unten ist –, kämpfen die Arterien mit einem geregelten Transport nach unten, und die Venen arbeiten gegen die Schwerkraft nach oben. Damit das Blut in den Zuleitungen nicht einfach nach unten rauscht und dort versackt, können die Arterien den Blutfluss durch Veränderung ihres Innendurchmessers regulieren. Die Venen schubsen das Blut portionsweise von Schleuse zu Schleuse (den Venenklappen). Zwischen den beiden Partnern liegen noch Lymphgefäße, die Gewebswasser abtransportieren.

Wenn die Blutzufuhr durch die Arterien an den Fuß nicht ausreicht, sprechen wir von Durchblutungsstörungen. Warum aber kommt unten nicht genug an? Erstens: Die Arterien drosseln absichtlich die Blutzufuhr, indem sie sich eng stellen. Andere Organe sind lebenswichtiger als Füße. Die inneren Organe und das Gehirn müssen unter allen Umständen immer mit ausreichend Sauerstoff, sprich Blut, versorgt werden. Gibt es Engpässe in der Versorgung, werden die unwichtigen Organe (Füße, Hände, Ohren, Nase) von der Versorgung abgekoppelt. Das Rohr dorthin wird dicht gemacht. Verliert der Mensch durch eine Verletzung viel Blut, reagiert der Körper mit dieser Zentralisation des Kreislaufs. Aber auch wenn es kalt ist und die Körpertemperatur bei 37 Grad gehalten werden soll, werden die Gefäße an der Körperoberfläche und den Extremitätenenden dicht gemacht, um den Wärmeverlust einzudämmen. Daher friert es uns leicht an den Füßen und Händen, und wir tragen im Winter dicke Socken und Handschuhe.

Aber warum haben Frauen meistens schneller kalte Füße als Männer?

Frauen haben einen geringeren Muskelanteil als Männer. Muskeln produzieren Wärme. Frauen haben auch ein ungünstigeres Verhältnis von Körpermasse zu Körperoberfläche. Daher kühlen sie schneller aus. Und daher haben sie schneller kalte Füße. Füße halten kurzfristig eine Abkühlung bis auf 8 Grad Celsius aus, ohne Schaden zu nehmen, während die Körpermitte ihre kuscheligen 37 Grad beibehält. Frauen neigen auch eher zu niedrigem Blutdruck als Männer, noch ein Grund für den Körper, das Blut im Zentrum zu behalten. Auch Schilddrüsenhormone und Östrogene spielen eine Rolle.

Und warum friert ein Pinguin nicht auf der Eisscholle fest beziehungsweise, warum schmilzt die Scholle nicht unter seinen Flossen? Wir haben ja schon von den Arterien, die das Blut zum Fuß hinführen, und den Venen, die es von dort wegbringen, gehört. Wir wissen auch, dass beide nebeneinander herlaufen. Und wir wissen, dass es im Zentrum des Körpers immer schön warm ist. Der Pinguin nutzt jetzt eine Art Gegenstromanlage: Warmes Blut strömt über die Arterien Richtung Flossen, während von dort kaltes Blut zurückströmt. Auf dem Weg findet ein Wärmeaustausch statt, das warme Blut in der Arterie erwärmt dabei das zurückströmende kalte in der danebenliegenden Vene. Je kälter es ist, desto weniger Blut lassen die Arterien Richtung Flossen laufen; wird es dagegen warm, vergrößert sich der Durchmesser der Arterie und mehr Wärme wird an der Körperoberfläche abgegeben.

Und warum kann man von kalten Füßen eine Blasenentzündung bekommen? Es gibt natürlich keine direkte Verbindung zwischen Fuß und Blase, und kalte Füße leiten auch keine Bakterien in den Körper. Ist es kalt, frieren wir wie gesagt unter anderem zuerst an den Füßen. Der Körper hat bei Kälte Stress, die Temperatur zu halten. Dieser Stress aktiviert auch das Immunsystem und kann es schwächen, sodass es nicht rechtzeitig zum Kampf gegen Eindringlinge bereitsteht. Und da der Weg für Bakterien in die Blase recht einfach ist, bringen wir kalte Füße mit der Entstehung einer Blasenentzündung in Verbindung.

Zweitens: In den Füßen kommt auch dann nicht genug Blut an, wenn die Arterien von innen verstopft werden. Zivilisationskrankheiten wie Diabetes, hoher Blutdruck oder falsche Ernährung sorgen dafür, dass die Innenwände der Gefäße geschädigt werden und sich dort Zuckerabfallstoffe, Cholesterinplaques oder Kalk anlagern können. Die Gefäßwand verliert ihre Elastizität, und es kommt weniger Blut durch. Der Fuß mit seinen ganz dünnen Gefäßen ist schneller betroffen als ein dickes Gefäß. Deshalb kommt bei einer Verstopfung weiter oben unten auch nichts mehr an.

Drittens: Die Venen schaffen den Abtransport nicht und es staut sich. Verlieren die Venen ihre Fähigkeit, Paternosterartig das sauerstoffarme Blut gegen die Schwerkraft nach oben zu schaffen, kommt es zum Rückstau. Das Verbindungsnetzwerk zwischen Venen und Arterien wird überlastet und der Nachschub gedrosselt. Durch den Rückstau drückt sich Flüssigkeit aus den Gefäßen ins Gewebe, aber auch die Lymphgefäße schaffen ihren Job des Abtransports dann nicht mehr. Es entsteht noch mehr Druck, manchmal so schlimm, dass von innen der Haut die Durchblutung abgequetscht wird und es zum offenen Bein kommt (Ulcus cruris).

Wir können uns also was Gutes tun, indem wir mindestens einmal am Tag die Füße hochlegen. Die Venen werden entlastet, die Gewebsflüssigkeit kann leichter abtransportiert werden. Vor allem Menschen, die im Beruf viel und lange stehen müssen, profitieren von solchen Pausen. Füße hoch ist jedoch nicht einfach Füße hoch! Am besten liegen die Füße oberhalb des Herzniveaus. Aber Achtung! Dabei nicht die Beine in der Hüfte abknicken, sonst kann das Blut wieder nicht gut fließen. Ein weiteres Hilfsmittel, Blutrückfluss und Venen zu unterstützen, sind Kompressionsstrümpfe.

Nerven verästeln sich Richtung Körperperipherie genauso fein wie die Gefäße. Gleichzeitig werden sie von ihren Begleitern mit Blut respektive Sauerstoff und Nährstoffen versorgt. Mangelt es an Blut, verhungert der Nerv. Es kommt zu Störungen der Empfindsamkeit. Lähmungen entstehen erst sehr spät beim »Verhungern« des Nervs, weil er von außen nach innen »vertrocknet«. Da die Nervenfasern, die fürs Gefühl zuständig sind, außen herum liegen und die fürs Bewegen im Kern des Nervs, sind letztere erst sehr spät betroffen.

Viele langjährig oder schlecht eingestellte Zuckerkranke (Diabetes mellitus) leiden an Durchblutungsstörungen der kleinsten Gefäße (einer *Mikroangiopathie*). Deswegen haben viele Zuckerpatienten Durchblutungsstörungen an den Füßen, die sich in offenen Hautstellen oder fehlender Nervenempfindung äußern. Ein großes Problem ist, dass diese Patienten nicht mehr spüren, wenn der Schuh drückt, was wiederum zu Blasen oder Wunden führt. Und die heilen nicht mehr richtig ab, weil ja ohne Blut kein Material zur Reparatur geliefert wird und keine Kampf- und Aufräumzellen des Immunsystems (*weiße Blutkörperchen, Lymphozyten*). Daher entzünden sich diese Wunden auch recht schnell und bilden schwer zu behandelnde Geschwüre.

Bei Diabetikern ist es deswegen so wichtig, neben der guten Blutzuckerkontrolle auch regelmäßig die Empfindsamkeit an den Füßen zu testen. Dazu eignet sich der Stimmgabeltest. Rezeptoren im Gewebe (*die Pacinischen Tastkörperchen*) sind darauf spezialisiert, Vibration zu erkennen und über die Nerven dem Gehirn melden zu lassen. Vibrationswahrnehmung ist unser feinster Sinn, vor Berührung und Schmerz, und eignet sich deshalb zur Früherkennung von Funktionsstörungen. Zudem ist die Vibrationsempfindung ein Teil der Tiefensensibilität, wichtig für einen sicheren Gang und das Gleichgewicht.

Zur Prüfung wird eine Stimmgabel angeschlagen und in Vibration versetzt. Das Ende der Gabel wird dann auf den Außenknöchel, Innenknöchel, die Großzehenspitze oder den Mittelfuß aufgesetzt und im Seitenvergleich getestet, wie lange der Patient die Vibration der Stimmgabel spüren kann. Gemessen wird entweder an einer an der Stimmgabel angebrachten Skala oder vereinfacht in Sekunden.

Chronischer Alkoholmissbrauch, Systemerkrankungen oder Nervenerkrankungen können den Nerv direkt schädigen und zu Empfindungsstörungen führen. Vereinfacht sind Werte von sechs bis acht Sekunden sehr gut, darunter abklärungsbedürftig – das Ganze ist jedoch abhängig von der Stärke des Anschlags der Stimmgabel und damit auch abhängig vom Untersucher.

Haut

Die Haut ist mit circa 2 Quadratmeter Fläche unser größtes Sinnesorgan, und am Fuß haben wir sogar zwei Sorten davon! Haut besteht aus mehreren Schichten und liegt dem Unterhautfettgewebe auf. In der Haut befinden sich Talgdrüsen, um sie geschmeidig zu halten, Schweißdrüsen, die für Kühlung sorgen, und Haarwurzeln. Nur an der Fußsohle (und der Handinnenfläche) besitzen wir die Leistenhaut: Haut mit einer dicken Hornschicht. Die übrige, an manchen Stellen sehr zarte Haut heißt Felderhaut.

Die Leistenhaut an den Fingerkuppen und Zehenbeeren bildet individuelle Strukturen, unsere Fingerabdrücke (theoretisch könnte die Spurensicherung also auch nach Zehenabdrücken suchen, aber welcher Verbrecher schreitet schon barfuß zur Tat?). Die Hornhaut ist im Gegensatz zur Felderhaut immer haarlos und besitzt keine Talgdrüsen (Haarwurzeln und Talgdrüsen bilden eine Wohngemeinschaft), dafür besonders viele Schweißdrüsen.

In die Hautschichten eingebettet liegen Spezialzellen.

Pigmentzellen, die mit dem Farbstoff Melanin vor Sonnenbrand schützen, liegen erst unterhalb der Hornschicht, und das auch in viel geringerer Anzahl als in der Leistenhaut. Deswegen sind die Fußsohlen dunkelhäutiger Menschen hell, und deswegen werden wir an den Fußsohlen auch in der Sonne nicht braun.

In Haut und Unterhaut befinden sich auch diverse Immunzellen und Einheiten, die Sinnesempfindungen wahrnehmen und über Nerven weiterleiten. Wegen der hochsensiblen Nervenversorgung haftet dem Fuß das Image an, eine erogene Zone zu sein. In vielen Beziehungsratgebern taucht er in den Anleitungen zu besserem Sex als Lustobjekt auf, wenn auch meist an letzter Stelle. Studien, die den Wahrheitsgehalt dieser erogenen Zone untersuchten, könnten allerdings keine sonderliche Attraktivität des Fußes bestätigen, wenn es zur Sache geht. Eher gilt der kalte Frauenfuß als Abtörner, wenn er sich an warmen Männerwaden entlangkuscheln will. Im Gegenzug sind besockte Männerfüße beim Sex nicht besonders beliebt, erst recht nicht, wenn sie dabei noch in Sandalen stecken. Aber letztendlich sind den individuellen sexuellen Wünschen keine Grenzen gesetzt.

Fett

Eine Fußsohle muss anständig gepolstert sein. Wie wäre das Laufen, wenn jeder Schritt piksen und stechen würde? Ein großer Fettkörper umhüllt daher wie eine Kappe das

Fersenbein. Bis zu zwei Zentimeter dick kann er werden. Das Fettpolster streckt sich von dort bis zu den Zehenballen aus. Dieses Sohlenpolster ist unter der Ausbuchtung des Längsgewölbes auf der Innenseite der Fußsohle am dünnsten (wird ja auch nicht gebraucht, weil hier keine Belastung stattfindet – im Normalfall, beim Senkspreizfuß haben wir dann ein Problem). Damit sich das Fett nicht unkontrolliert hin und her bewegt und in Form bleibt, ist es in Bindegewebskammern gegliedert. Mein Lieblingsanatomiebuch vergleicht den Aufbau mit einer gesteppten Matratze, ich würde es fast mit einer Federkernmatratze vergleichen. Die einzelnen Kammern aus ungesättigten Fettsäuren sind an Spiralen elastischer Fasern verankert. Die Enden dieser Spiralen reichen von der Haut der Fußsohle bis zum knöchernen Fersenbein. Auch unter den Mittelfußköpfchen finden sich diese Fettfederkerne. Ein Verlust der Fettpolster führt zu Druckschmerzen in den Belastungszonen. Wird dieser Druck durch Schädigung der Nervenenden nicht verspürt, kann es zu Geschwüren und Infekten kommen.

Leider ist Fett schlecht durchblutet und heilt daher nicht gut. Verletzungen der Fußsohle sind deshalb sehr unangenehm, zudem haben es die Wundränder durch Scherkräfte schwer, gut aneinander festzuhalten. Absolute Entlastung des Fußes ist dann angesagt. Schon ein unbedachter Tritt in eine Scherbe kann daher schmerzhafte und langwierige Folgen haben.

Unter Berücksichtigung der gut gepolsterten Fußsohlenballen entspricht unser Belastungsmuster einem Auto

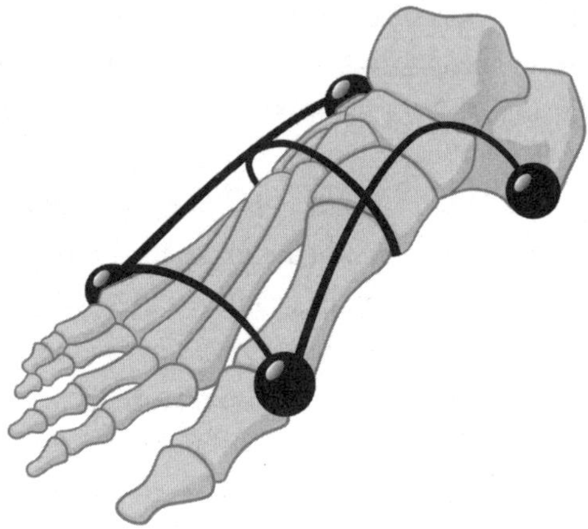

Abbildung 2: Die vier Hauptbelastungspunkte sind der Großzehenballen, der Kleinzehenballen und die innere und äußere Ferse. Gut gepolstert wie auf vier Reifen »cruisen« wir umher.

mit gut gefedertem Vierradantrieb, und der gesunde Fuß verteilt ökonomisch unser Körpergewicht auf vier Punkte: die innere und äußere Auflagefläche unter der Ferse, den Großzehen- und Kleinzehenballen (Abbildung 2, Fußgewölbe).

Zwei Längs- und zwei Quergewölbe stützen die »Kathedrale Fuß«.

Nach all diesen anatomischen Feinheiten können wir endlich zur Siegerehrung mit zwei Goldmedaillen kommen (die anderen Medaillen werden im nächsten Kapitel verliehen):

Während wir stehen, schwingt unser Körper wie ein Pendel um eine imaginäre Achse durch unsere Sprunggelenke. Das Pendel wird angetrieben durch unsere Atembewegung und den Blutfluss des Kreislaufs. Stehen wir auf zwei Beinen, sind die Schwingungen nach rechts und links geringer. Je länger der Fuß, desto besser wird der Tendenz, dem Schwung nach vorne nachzugeben, entgegengewirkt (deshalb ist es sinnvoll, als größerer Mensch längere Füße zu haben). Wir drohen dauernd nach vorne zu kippen, weil unser Körperschwerpunkt im Stand circa fünf Zentimeter vor der Sprunggelenksachse liegt. Glücklicherweise sind die meisten unserer Gelenke so gebaut, dass sie uns aufhalten. Sowohl unsere Hüftgelenke als auch unsere Kniegelenke können in Streckung »einrasten«. Unser Fuß tut seinen Teil dazu. Die Wölbung des Fußes auf seiner Oberseite gleicht die Lage des Schwerpunktes vor der Sprunggelenksachse aus und die breite Auflagefläche des Mittelfußes im Köpfchenbereich mit seiner festen Bandverspannung das Kippeln zur Seite. Durch die vielen kleinen Gelenkverbindungen in Fußwurzel und Fuß können wir Unebenheiten des Bodens ausbalancieren.

Muskeln, die Unterschenkel und Fuß verspannen, sind jeweils als Agonist und Antagonist angeordnet. Fällt der Körper nach vorne, kann der Wadenmuskel nach hinten ziehen und umgekehrt; geraten wir in Rücklage, richten uns die Streckmuskeln wieder auf. Damit das klappt, müssen die Muskeln natürlich entsprechend vom Gehirn gesteuert werden, und dazu senden Messfühler in Muskeln und Haut ständig Informationen über Lage, Spannungszustand, Beschleunigung et cetera nach oben. Diese Messfühler können in Form von Spindeln im Muskel sitzen und rückmelden, ob der Muskel entspannt oder kontrahiert ist. Andere Sensoren haben Namen wie Ruffini, Pacini oder Golgi und melden den Zustand von Bändern, Gelenken oder Haut. Alle zusammen bilden einen ausgeklügelten Schaltkreis aus Reflexen. Menschen, deren Nervenleitung nicht gut funktioniert, verlieren diese Goldmedaille. Auch ein »einfacher« Bänderriss kann dazu führen, dass die Reflexmeldungen aus dem verletzten Band gestört sind und die Balanceleistung reduziert wird. Folgerichtig sollte auch nach so vermeintlich leichten Verletzungen die Rückmeldekopplung, die Propriozeption, trainiert werden. Ein Konzept, das nach Kreuzband-Operationen gang und gäbe ist. Übungen auf dem Therapiekreisel, dem Balance Pad, Posturomed (an vier Punkten aufgehängte Wackelplatte) oder allem Ähnlichen sind daher auch nach Verletzungen der Fußstabilität sinnvoll.

Nicht jeder kann ein Balance-Profi werden, der auf dem Hochseil tanzt oder auf einer Slackline Guinness-Rekorde bricht, indem er über Schluchten balanciert. Aber unser Fuß ist dafür ausgerüstet.

Ob auf dem Schwebebalken oder dem Seil – der Fuß tastet, hält fest und gleicht Schwankungen aus. Ob auf der modernen Slackline oder im Drahtseilakt – der Fuß führt den Körper, seine Sensoren leiten eine Kette weiterer

Rückkopplungen. Das Seil des Seiltänzers läuft zwischen der ersten und zweiten Zehe, wie in einer Fahrrinne, kreuzt die gesamte Sohle und ruht in der Mitte der Ferse. Auch auf der Slackline zeigen die Zehen nach vorne, die ganze Breite des Fußes gleicht das Wackeln aus, alle Muskeln müssen sich ständig austarieren und den Stand stabilisieren. Und irgendwann fühlen die Füße ganz allein, wo sie hinmüssen, und die Augen lösen sich vom Seil. Ein prima Training für alle Muskeln und Sinne!

Goldmedaille im Kampfsport

Unsere Fußsohle schützt uns vor Schlägen und Tritten. Die Fettpolster in ihren Kammern sind gleichzeitig stabil und verschieblich. Sie dämpfen und verteilen Belastungsspitzen. Die Haut bildet an besonders beanspruchten Stellen Schwielen. Während an einem Babyfuß die Haut genauso weich und samtig ausschaut wie am Rest des Körpers, entstehen beim Krabbeln zunächst dickere Hornschichten an der Vorderseite der Füße. Beginnt das Kind zu laufen, verschwinden diese Stellen wieder, und es bilden sich Schwielen an Ferse und Fußsohle. Gleichzeitig bleibt die Haut hier so empfindlich, dass sie jeglichen feindlichen Einfluss sofort meldet. Ich habe vor meinen Recherchen zu dem Thema nie dadrauf geachtet, war dann aber recht erstaunt, dass es stimmt: Harmlose Reize werden von der Fußsohle als schmerzhaft gemeldet. Treten Sie mal mit einem Fuß auf einen Bleistift! Und dann legen Sie den Bleistift auf den Tisch und legen Ihren Unterarm mit Druck darauf … am

Unterarm spüren Sie diesen harmlosen Reiz als stumpf und unbedeutend.

Die Rillen der Hornhaut schützen die Haut vor Scherkräften, die durch den Untergrund auf sie einwirken. Zu hohe Scherkräfte führen akut zu Blasen, langfristig zu dickeren Schwielen. Wird die Schwiele zu dick und damit unelastisch, reißt die Hornhaut ein. Eine weitere Funktion der Hornhautrillen besteht in der Verbesserung der Bodenhaftung. Insbesondere in Verbindung mit Wasser (Schweiß) laufen wir mit gutem Grip sicher in der Spur, wie ein Formel-1-Bolide auf Regenreifen. Heißt das, dass Menschen mit dicken Hornhautschwielen eher übers Feuer gehen können als solche mit gepflegten Füßen?

Übers Feuer zu laufen ist eine Herausforderung, und die, die es geschafft haben, schweben danach über den Boden, strotzend vor Selbstvertrauen. Wieso verbrennt die Sohle nicht? Zunächst läuft man ja nicht durchs Feuer, sondern über glühende Kohlen. Und Kohle ist ein schlechter Wärmeleiter. Zudem ist die Kohle meist von Asche bedeckt, die ebenfalls isoliert. Unser Körper besteht zu 60 Prozent aus Wasser und ist damit auch ein schlechter Wärmeleiter. Zum anderen gilt es, mutig zügig voranzuschreiten, dann ist die Kontaktzeit kurz und die Oberfläche klein, weil die Unebenheit der Kohle nur punktuelle Belastungen erlaubt. Wer zaudert und zweifelt, verbrennt sich also eher. Und auch die Schmerzwahrnehmung ist stark von der Einstellung abhängig (im Übrigen auch von der Tageszeit und der Tagesform). Wer also seine Angst überwindet, wird hier so richtig gepusht. Die Dicke der

Hornschicht dagegen spielt allenfalls eine sekundäre Rolle.

Wir schwitzen an den Fußsohlen, wenn wir aufgeregt sind oder sportlich aktiv. Grundlage sind unser Fluchtreflex und Stresshormone, die uns darauf vorbereiten, schnell wegrennen zu können. Aber dass Hitze nicht zum Schwitzen an den Füßen führt, das war mir auch neu.

Noch einmal zurück zum Orthopäden Morton, der den Fuß nicht lobpreisen wollte, denn er hat noch einen Nachsatz verfasst: »Dem leidgeprüften Orthopäden mag vergeben sein, wenn ihn beim Anblick eines wohlgeformten und unverdorbenen Fußes ein Glücksgefühl ereile.«

Der menschliche Fuß an sich ist ein anatomisches, architektonisches und funktionelles Meisterwerk. Bloß müssen wir als seine Besitzer (oder besser Begeher) dafür sorgen, dass er das auch bleibt. Schätzen wir unser Kunstwerk, warten wir es regelmäßig und pflegen wir es. Es lebe der Fuß!

Kathedrale Fuß

Ob Knochen, Knorpel, Gefäße, Nerven, Fett oder Haut: Jeder dieser Bestandteile für sich allein genommen ist faszinierend, doch das Wunderwerk Fuß zu verstehen gelingt nur, wenn das Zusammenspiel bezüglich jedes seiner einzelnen Hochleistungs-Features gemeinsam betrachtet wird. Versuchen wir also, aus der Funktion heraus die Fuß-Architektur zu verstehen.

Der Mensch als Zweibeiner ist senkrecht ausgerichtet. Der Kopf steht über der Wirbelsäule, die Wirbelsäule sitzt auf dem Becken, und dieses thront auf den Säulen der Beine. Unsere Füße aber sind waagerecht positioniert, sonst fehlte uns die Bodenhaftung. Anders als Vierbeiner wie Hund und Katze, die es sich in ihrer waagerechten Ausrichtung erlauben können, leichtfüßig auf den Zehenspitzen zu gehen, müssen wir Menschen irgendwie großflächig auf den Boden der Tatsachen gelangen (siehe ebenfalls Abbildungen 2 und 3). Daher sind unsere Zehen im Vergleich zu anderen Säugetieren eher verkümmert, und der Rückfuß, mit dem wir unsere Last auf den Boden bringen, besteht aus zwei mächtigen Knochen, dem Sprungbein und dem Fersenbein. Damit wir mit dem Fuß sicher auf dem Boden stehen, sind unsere Großzehe und ihr dazugehöriger Mittelfußknochen jeweils ein richtig dicker Brocken, während die Großzehe bei Hund und Katze nur noch als Anhängsel fungiert.

Rückfuß, Mittelfuß und Vorfuß verteilen die senkrechte Last in einer schraubenförmigen Meisterleistung und bringen unser Körpergewicht sicher auf eine relativ kleine Fläche von durchschnittlich Schuhgröße 40 bis 45.

Beim Begriff Kathedrale denken die meisten an ein herausragendes Bauwerk mit Kuppel und Gewölben. Und so ist es auch gemeint, denn ein Fuß steht architektonisch dem Kölner Dom oder Notre-Dame in nichts nach. Unser Fuß besteht aus den Bögen einer gotischen Kathedrale, umgeben vom Flechtwerk eines Weidenkorbes.

Das Bauwerk beginnt mit dem Rückfuß. Die Fußwurzelknochen, die zwei großen, die Sprunggelenk und Ferse bilden, und die fünf kleinen, die fest miteinander verbunden sind, beginnen das Gewölbe. Während die hinteren Fußwurzelknochen nahezu senkrecht aufeinanderstehen, vollziehen die vorderen Fußwurzelknochen in zwei Reihen die Drehung des Fußes in die Höhe und die Horizontale. Sprungbein und Fersenbein reiten aufeinander, weichen vorne in ihrer Achse aber leicht voneinander ab. Die nächste Knochenreihe, Kahnbein und Würfelbein, setzt diese Richtungsänderung in die Quere fort. Das Würfelbein ist etwa doppelt so groß wie das Kahnbein, sodass die Lücke, die sich daraus ergibt, durch die drei kleinen Keilbeine gefüllt wird. Die Keilbeine tragen ihren Namen dabei zu Recht, denn sie verkeilen die nun entstandene Querausrichtung der Fußwurzelknochen zu einem festen Bogen.

Wenn der Fuß einem dreidimensionalen T entspricht, dann sind Fersenbein und Sprungbein der Längsstrich und die Lisfranc-Linie (Grenze zu den Mittelfußknochen) der Querstrich. Der Längsstrich ist hinten breit und wird nach vorne dünn, der Querstrich ist innen breit und wird nach außen dünn. Oder anders erklärt: Wir schneiden uns zwei längliche Vs aus Papier zurecht und legen das eine V im rechten Winkel auf die Spitze des anderen V. Dann haben wir unser Fußgewölbe und die Umlenkung unseres senkrecht gestapelten Körpergewichtes in eine feste waagerechte Ebene nachgebildet.

Die Drehung von der Waagerechten in die Senkrechte wird durch die sich nun anschließenden fünf Mittelfußknochen vollendet. Während der ganz außen gelegene fünfte Mittelfußknochen schon kompletten Bodenkontakt von der Basis bis zum Köpfchen hat, erreicht der innen gelegene erste Mittelfußknochen den Boden erst mit dem Köpfchen und vollendet hier die Drehung, die mit der leichten Abweichung der Achse des Sprungbeines auf dem Fersenbein beginnt. Die Spirale ist vollendet.

Der Vorfuß, gebildet aus der zweigliedrigen Großzehe und den dreigliedrigen vier kleinen Zehen, liegt schließlich plan der Unterfläche auf.

Die Fußwurzelknochen im Rückfuß und der Mittelfuß bilden die Bögen eines kathedralen Querschiffes. Das Gewölbe besteht aus zwei Längsbögen und zwei Querbögen (ebenfalls Abbildung 2).

Das Längsgewölbe besteht aus zwei Streben, deren Schlussstein jeweils das Sprungbein ist. Eine Strebe zieht von einer Seite des breiten Fersenbeins zur Kleinzehe, die andere von der anderen Seite des Fersenbeins zur Großzehe.

Die Belastung am Boden verteilt sich so auf ein Dreieck aus Knochen, dem hinteren Ende des Fersenbeins und den vorderen Enden des ersten beziehungsweise fünften Mittelfußknochens.

Bei den zwei Quergewölben wird das hintere Quergewölbe aus der vorderen Reihe der Fußwurzelknochen gebildet, auch hier gibt es einen Schlussstein, es ist das mittlere der Keilbeine.

Das vordere Quergewölbe wird aus den Mittelfußknochen gebildet. Auch sie sind so geformt, dass sie genau ineinanderpassen und sich aufeinander stützen. Vor allem an ihrer Basis passen die Enden der Mittelfußknochen wie fein gemeißelte Steine ineinander. Brüche in diesem Bereich mögen unscheinbar aussehen, können diese passgenaue Kongruenz aber stören.

Der innere Längsbogen ist der Schlüssel zu unserem Erfolg auf zwei Beinen. Er trägt unser Körpergewicht sicher auf den Boden. Durch seine relativ rigide Verspannung wird die Last unseres Körperschwerpunktes auf Ferse und Mittelfußköpfchen verteilt. Dabei interagiert das knöcherne Gewölbe mit den Bandstrukturen und Sehnen. Wenden wir den Blick von der reinen steinernen Architektur zum Holzbau: Bilden Fersenbein, Sprungbein, Kahnbein, Würfelbeine und die drei inneren Mittelfußknochen einen Dachstuhl, dann bilden die Bänder die Dachbalken.

Die knöcherne Konstruktion wird durch Bänder, die alles miteinander verspannen, und Sehnen, die die Gewölbespannung modulieren, getragen. Die Bänder verspannen vorwiegend den hinteren Bogen, die Sehnen den flexibleren vorderen.

Etagenbau in Fächerform

Das Längsgewölbe wird durch vier starke Bänder verspannt. Eines dieser Bänder verstärkt die Gelenkkapsel unter dem Sprungbein, das andere zieht in drei verschiedenen Etagen von der Unterseite des Fersenbeines nach vorne. Das Kapselband liegt direkt unter dem Knochen. Es unterstützt den Schlussstein des Gewölbes, indem es unter dem Sprungbein entlangzieht. Dieses Band ist der Sattel des

Sprungbeines zwischen Fersenbein und Kahnbein. Die drei Etagen im folgenden Bänderhochhaus bildet das Fußsohlenband. Es besteht aus drei Schichten. Die oberste Schicht zieht vom Fersenbein zum Würfelbein, die mittlere hält wie ein Spanngurt den Bogen zwischen Fersenbein und Mittelfußknochen bei jedem Schritt fest in Form.

Im Erdgeschoss spannt sich das untere (eigentliche) Fußsohlenband, die Plantaraponeurose oder Plantarfaszie, von der Auflagefläche des Fersenbeins fächerförmig bis zum Beginn der Zehen.

Da, wo der Beginn des v-förmigen Bandes in den Knochenbälkchen des Fersenbeins verwoben ist, wirken dementsprechend stärkste Zugkräfte. Diese Stelle kann sich entzünden (Plantarfasziitis) oder den Knochen durch den ständigen Zug zum Wachstum anregen. Ein knöcherner Haken bildet sich, der Fersensporn.

Doch das ist längst nicht alles. Um das dreistöckige Gebäude erdbebensicher zu machen (annäherungsweise lastet beim langsamen Laufen das Doppelte des Körpergewichtes auf einem Fuß, beim Sprung das Vierfache), werden die drei längs verlaufenden Bandstockwerke von den das Quergewölbe stützenden Sehnen (des Musculus tibialis anterior und des Musculus peroneus longus) wie der Boden eines Weidenkorbes durchflochten.

Im Stand wird die Hälfte unseres Körpergewichtes durch die Bandverspannungen absorbiert. Der Druck, der auf die Verbindungen zwischen den Knochen ausgeübt wird und droht sie auseinanderweichen zu lassen, wird von den Bändern in Form von Zugkraft aufgefangen. Der normale Stand mit gesunden Füßen und intaktem Gleichgewicht ist durch die Verspannung der beiden Gewölbe so stabil, dass sich die eigentlichen Fußmuskeln währenddessen ausruhen können!

Leiern die Bänder aus, weichen die Knochen auseinander und das Gewölbe hält nicht mehr. Viele Fußprobleme fußen auf Bandproblemen. Überforderung der Bänder, sei es durch zu hohes Körpergewicht oder durch zu hohe Beanspruchung (Sprünge zum Beispiel), führt zu deren Versagen. Vor allem die Plantarfaszie, das tiefstgelegene Stockwerk der Längsbandverspannung, ist der entscheidende Faktor für Wohl und Wehe von Band und Fuß.

Gäbe es das ausgeklügelte System aus den Bögen der Kathedrale und dem Flechtwerk des Korbes nicht, würde unser Fuß bei jedem Schritt nachgeben und wir liefen auf ausgeleierten Flossen.

Das Modell der Fußarchitektur von McKenzie aus dem Jahr 1955 spricht statt von Längs- oder Quergewölben von einem Dom, dessen Zentrum das Sprungbein ist. Von hier breitet sich die Kuppel sowohl zum Köpfchen des inneren und äußeren Mittelfußknochens als auch zum hinteren Rand des Fersenbeines aus. Ein Modell, das funktionell plausibel ist. Stellen wir uns vor, unser Fuß wäre ein halber kompakter Gummiball. Dieser Ball wäre gleichzeitig stabil und flexibel, würde uns abfedern und unser Körper könnte darauf balancieren. Die höchste Stelle des Balles wäre unser Sprungbein und wir könnten in alle Richtungen schwingen.

In diesem Modell spielen die kleinen Muskeln des Fußes eine entscheidende Rolle: Sie bilden den Kern der Stabilität und Funktion. Von der Lendenwirbelsäule kennen wir das Prinzip. Hier ist schon vom »Core«, den tiefen Rumpfmuskeln die Rede, wenn es darum geht, Rückenschmerzen mittels Physiotherapie zu mindern. Training der tiefen Rumpfmuskulatur, vor allem der tiefen Bauchmuskulatur, ist ein unumstrittenes Tool in der Prävention von Rückenschmerzen. Ein schwacher Kern führt zu Instabilität der kleinen Wirbelgelenke, vermehrtem Druck auf die Bandscheiben, abnormen Bewegungsmustern und Rücken-, Hüft- und Knieproblemen. Und am Fuß ist das nicht anders! Eine schwache Kernmuskulatur des Fußes führt zu Instabilität der kleinen Gelenkverbindungen. Schlecht trainierte Kernmuskeln geben weniger Rückkopplungsreflexe an Gehirn und Rückenmark zur Stabilisierung des Gesamtkörpers weiter. Ein starker Fuß ist ein gesunder Fuß. Und die Fußmuskeln als die örtliche Aufsichtsbehörde für die Interessen des Fußes sind eine wichtige Instanz. Und trainierbar!

Ein Vorschlag zur Testung des Zustandes der kleinen Fußmuskeln schaut wie folgt aus: Der Fuß steht barfuß auf einer flachen Unterlage. Ferse und Mittelfußköpfchen liegen plan auf. Zunächst werden die Zehen kurz angehoben, dann ebenso plan auf den Untergrund abgelegt. Dabei spreizen sie sich leicht auf. Und nun geht es in den Einbeinstand. Dabei kann beobachtet werden, ob der Längsbogen des Fußes aufrechterhalten werden kann und wie lange und wie sehr die Unterschenkelmuskeln helfen müssen beziehungsweise, ob und wann sie anfangen zu zittern. Versagt eines der beiden Gewölbe oder sogar die korrekte Anordnung der Fußwurzelknochen zueinander, sprechen wir vom Plattfuß, Spreizfuß oder Klumpfuß. Stehen die Knochen dann zu eng oder zu weit zueinander, können die Muskeln nicht mehr richtig arbeiten oder es geraten Nerven unter Druck.

Während der intakte Bandapparat unermüdbar ist, wird ein ausgeleierter, überdehnter Bandapparat von allein seine alte Form nicht mehr zurückgewinnen. Versagen die Bögen der Kathedrale, kommt es zum Einsturz des Fußgewölbes. Der Fuß wird verformt. Muskelschwäche und Übergewicht sind vermeidbare Risikofaktoren, andere Gründe für einen Einsturz können zum Beispiel eine angeborene Bindegewebsschwäche oder Systemerkrankungen sein.

Der weite Weg zum aufrechten Gang

Evolutionstechnisch sind wir beinahe hundertprozentige Affen. Obwohl manch einer von uns vielleicht auch bisweilen ein Hasenfuß ist. »Füße« gibt es seit mehr als 350 Millionen Jahren. Fußartige Fortsätze existieren, seit sich aus Fischen viergliedrige Wesen entwickelt haben. Zunächst dienten diese Körperteile als propellerartige Flossen im Wasser, dann als kräftige Schaufeln im Schlamm, und schließlich formten sie sich zu dem, was wir heute als Pfoten beziehungsweise Füße kennen, um im Kampf gegen die Schwerkraft auf festem Boden in der Lage zu sein, den Körper von diesem abzuheben.

Und doch sind menschliche Füße einzigartig, wie schon in einem Fachbuch 1944 beschrieben:

»Der menschliche Fuß ist mit keinem anderen vergleichbar. Von der Anatomie her gesehen, ist er der menschlichste Teil unseres Körpers. Er ist etwas ganz Besonderes, ob die Menschen nun stolz auf ihn sind oder nicht. Er ist ihr Gütesiegel.«

Selbst unsere nächsten Verwandten, die Schimpansen, können da nicht mithalten – obwohl unser Genom (die Summe unserer Gene) je nach Quelle und Berechnungsart bis zu 99,4 Prozent identisch sein soll!

Evolution des Fußes

Zwei Besonderheiten unterscheiden unseren Fuß von allen anderen Gehwerkzeugen auf der Welt: die Anordnung der Fußwurzelknochen und die muskuläre Ausstattung.

Während Fische meist zwei große vordere und zwei kleine hintere Flossen besitzen, zeigt sich Tyrannosaurus Rex schon mit mächtigen Hinterbeinen und Mini-Ärmchen. Die Aufrichtung über den Boden verschafft Überblick und bietet die Möglichkeit, die Arme zum Greifen einzusetzen.

Je nachdem, welche Art der Fortbewegung für ein Lebewesen am praktischsten war, wuchsen Rückfuß, Mittelfuß oder Zehen unterschiedlich stark oder kräftig. Aus

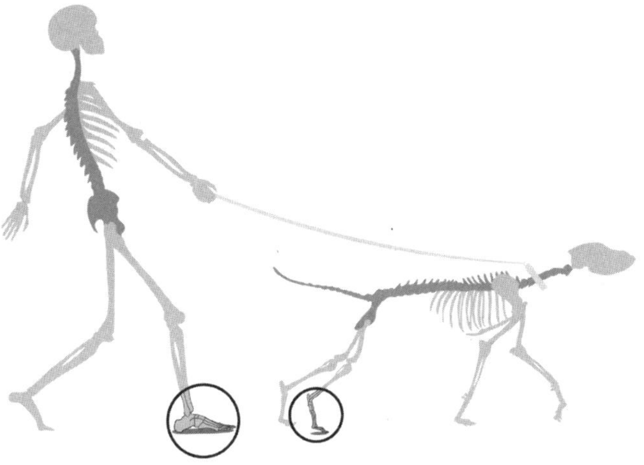

Abbildung 3: Während Menschen auf der gesamten Sohle von der Ferse bis zu den Zehen belasten und der ganze Körper senkrecht ausgerichtet ist, können Hund und Katze durch ihre waagerechte Ausrichtung auf den Zehenspitzen laufen.

den ursprünglichen Flossen entwickelten sich Pfoten, Hufe oder Füße.

Ein Pferd steht nur auf einem einzigen Mittelfußknochen beziehungsweise einer Zehe (zusammen auch Strahl genannt), ein Schaf auf zweien, ein Huhn auf vier und der Mensch auf fünf.

Die Längenverhältnisse und die Anordnung von Unterschenkel, Ferse, Mittelfuß und Zehen zueinander entscheiden über den Hebel und die Kraft der zwischen ihnen verlaufenden Muskeln. Sie bestimmen, ob ein Tier schnell laufen kann wie ein Gepard, ausdauernd buddeln wie ein Maulwurf oder klettern wie ein Affe.

Vergleichen wir den Gang einer Katze oder eines Hundes mit unserem, laufen diese auf den Zehenspitzen und die Ferse ist weiter oben am Bein, während wir auf Ferse, Mittelfuß und Zehen laufen. Erst wenn die Katze sitzt, liegt ihre Ferse auf. Dadurch besitzen ihre Muskeln ganz andere Hebel, und sie kann das Fünf- bis Sechsfache ihrer Körpergröße erspringen (Abbildung 3).

Der aufrechte Gang

Vor etwa acht Millionen Jahren setzte die Entwicklung des Menschenfußes ein und damit der des Ganges auf zwei Beinen.

Der Mensch ist das einzige Lebewesen, das nur eine Gangart besitzt, beziehungsweise ist er unter allen Menschenaffen der Einzige, der aufrecht gehen *muss*, während ein Schimpanse ökonomisch krabbeln, kriechen, springen und klettern kann. Wir sind also eigentlich in unserer Bewegungsform ziemlich beschränkt.

Doch es hat enorme Vorteile, wenn man die Hände frei hat: Statt auf ihnen zu laufen, können sie zum Werfen, Tragen und zum Gestikulieren, zur Nahrungsaufnahme und zum Benutzen von Werkzeugen verwendet werden. Und zum Austausch partnerschaftlicher Gesten und Beziehungen. Das können Affen zwar auch, aber wir können uns währenddessen fortbewegen.

Im Laufe unserer Aufrichtung hat sich das Fußskelett neu geordnet. Die Knochen des Rückfußes, die bei anderen Säugetieren hintereinander angeordnet sind und den aufeinandergesetzten Steinen einer Säule entsprechen, liegen beim Menschen nebeneinander und umeinander herum, um die Fußgewölbe zu bilden.

Ein Menschenaffe läuft auf seinem Sprungbein, während beim Menschen das Sprungbein über das Fersenbein gerutscht ist, die Kuppel des Längsgewölbes bildet und keinerlei Kontakt mehr mit dem Boden hat. Beim Affen zeigt die Großzehe nach seitlich hinten, die anderen Zehen nach vorne.

Unser gesamter Rückfuß drehte sich im Laufe der Entwicklung, die Fußwurzel verkeilte sich zu einer stabilen Säulenkonstruktion. Bezahlt haben wir das mit einem Verlust an Flexibilität, erst recht heutzutage, wo die meisten der Gattung Homo sapiens nur noch mit Mühe in der Lage sind, eine Murmel mit den Zehen vom Boden aufzuheben, geschweige denn sich mit ihren Füßen an Ästen entlangzuhangeln.

Die Entwicklung der Drehung und Neuanordnung der Fußknochen wurde durch Betrachtung der konservierten Fußabdrücke unserer Vorfahren und konservierter Knochenfunde nachvollzogen, wobei Fußknochen oft Raubtieren und Aasfressern zur Beute fielen. Der circa 3,2 Millionen Jahre alte Homo australopithecus aus der Olduvai-Schlucht in Tansania jedenfalls hängt ohne Füße im dortigen Museum.

Der menschliche Fuß zeichnet sich durch eine im Vergleich zu seinen Vorgängermodellen kräftige Großzehe aus, welche immer nach vorne zeigt. Die anderen Zehen sind deutlich kleiner. Die Fußwurzel ist kompakt und wird durch starke Bänder fest verspannt, die Bogenform des Fußes wird durch spezielle knöcherne Verkeilungen und Bänder auch bei starker Belastung aufrechterhalten. Gleichzeitig ist das Gewölbe flexibel genug, um sich bei Bedarf zu verformen und Bewegungsenergie zu speichern und wieder abzugeben.

Im Gegensatz zu vielen Säugetieren auf vier Beinen, die zum Teil erheblich schneller laufen können als wir, besitzen wir eine spezielle kurze Fußmuskulatur. Bei vielen Tieren werden Pfoten oder Hufe nur passiv durch Bänder oder die Gelenkform stabilisiert. Aber die Vierbeiner müssen auch selten ihren gesamten Körper auf nur einem einzigen Bein stützen und im Gleichgewicht halten, wie wir das bei jedem Schritt meistern. Beim Rennen muss der Mensch sein gesamtes Körpergewicht zur Not auch auf unebenem Untergrund stabilisieren können, und dazu benötigt er aktive Fußmuskeln, die an Ort und Stelle die Fußarchitektur zwischen den vielen kleinen Gelenken und Knochen den Gegebenheiten anpassen. Diese kleinen Fußmuskeln ruhen sich im beidbeinigen Stand aus, sind aber unheimlich aktiv in der Abstoßphase des Gangzyklus und erhalten das Fußgewölbe selbst bei höherer Laufgeschwindigkeit aufrecht. Auch wenn wir Lasten tragen, werden die kleinen Fußmuskeln gefordert, dann bewahren sie das Fußgewölbe davor, unter der ungewohnten

Zusatzlast zu kapitulieren. Wahrscheinlich waren es auch die kurzen Fußmuskeln, die aus Homo australopithecus den mit Gepäck bepackten Langstreckenläufer Homo sapiens machten.

Selbst unsere nächsten Verwandten, die Schimpansen, besitzen keine Fußsohlenbänder und keine Plantarfaszie. Die Gattung Homo (Mensch) wird (unter anderem) durch einen Fuß mit definiertem Längsgewölbe distinguiert. Unsere Vorläufer jagten allerdings wohl noch ohne definiertes Längsgewölbe und somit ziemlich plattfüßig und auch sonst leicht gebeugt durchs Olduvai-Tal. Die Theorie besagt, dass sich ein stabiles Längsgewölbe erst mit steigenden Ansprüchen an eine ausdauernde und schnelle zweibeinige Mobilität ausgebildet hat. Dazu entwickelte sich auch ein effektiver Zughebel um die Ferse herum, bestehend aus kräftiger Achillessehne und starkem Sohlenband. Das Sohlenband strahlt bis in die Zehen ein und unterstützt sie beim Abdrücken vom Boden, ein wichtiger Stabilisator beim Rennen, der Schimpansen völlig fehlt und wohl auch beim Homo australopithecus noch nicht voll ausgebildet war.

Der Fuß des Neandertalers (der Rest auch) war unserem schon recht ähnlich. Er besaß ein stabiles Längsgewölbe, und das Sprungbein war schon fester Schlussstein der Fußkathedrale. Die Zehen zeigten alle nach vorne und wurden kräftig, um das Gewicht gut tragen zu können. Nur die Proportionen stimmen noch nicht ganz mit unserem Fuß überein.

Zurück in die Zukunft

Als Unterscheidungsmerkmal zwischen »modernen« menschlichen Füßen und »Vorläufermodellen« in der Entwicklung vom Affen zum Menschen wird das voll entwickelte Längsgewölbe angesehen. Damit besitzen wir das Alleinstellungsmerkmal, dass der Mittelfuß zwischen dem Aufsetzen der Ferse und dem Abdrücken mit den Zehen nicht wesentlich belastet wird und nur der Außenrand überhaupt Bodenkontakt hat. Würde ein heutiger Forscher also im Wald einen menschenähnlichen Fußabdruck finden, könnte er an dessen Form erkennen, ob es sich um einen archäologischen Fund oder einen Hipster-Hippie-Barfußläufer handelt. Denn der Fußabdruck von uns Neuzeitmenschen besteht aus einer Delle in der Fersengegend und einer Delle im Bereich des Ballens. Der dazwischenliegende Mittelfußbereich ist – wenn überhaupt – nur ein schmaler Streifen. Denken Sie mal an Ihren Barfußabdruck bei Ihrem letzten Strandspaziergang! Auf einer Druckmessplatte ist das noch eindeutiger, hier finden sich ein Belastungsmaximum an der Ferse und eines unter dem Ballen. Im Gegensatz zu Ihnen besaßen unsere entwicklungsgeschichtlichen Vorläufermodelle noch kein ausgebildetes Längsgewölbe und hinterließen einen Fußabdruck mit zwei großen Dellen und einer queren Kante dazwischen. Auf der Druckmessplatte bilden sich drei Belastungsspitzen ab: Ferse, Übergang zwischen Fußwurzel und Mittelfuß (außen) und Ballen. Diese Wesen traten mit der Ferse auf, dann verlagerten sie ihr Körpergewicht nach vorne. Dabei rollte der äußere Fuß wie ein Wiegemesser oder Tintenlöscher über den Boden, bis sie sich mit den Zehen abstoßen konnten. Die Rundung entsteht durch eine Überstreckung der Gelenke zwischen äußerer Fußwurzel und dazugehörigen Mittelfußknochen. Unser Längsgewölbe aber macht diesen Knick nicht mehr mit, denn es ist ja stabil und in einem gegenläufigen Bogen verspannt, nämlich konvex in einem Bogen nach oben! Und dieser konvexe Bogen wird beim Gehen beibehalten, wohingegen der »Affenfuß« beim Abrollen einen konkaven Bogen macht.

2013 musste Spiegel Online titeln: »Manche Menschen laufen wie Affen«. Ein amerikanisches Blatt fürchtete den »Bigfoot trouble«. Denn es hatte sich herausgestellt, dass 7,5 Prozent der Teilnehmer einer Studie diese Beweglichkeit zwischen dem Würfelbein und dem vierten sowie fünften Mittelfußknochen ebenfalls aufwiesen. Wie also nun Bigfoot auf die Spur kommen? Oder dem Yeti?

Probanden mit flexiblem Gewölbe und »affenartigen« Fußabdrücken wurden 2015 dann im MRT-Scan untersucht. Es zeigte sich, dass die Form der Basis des vierten Mittelfußknochens entscheidend dafür ist, ob auch der Neuzeitmensch einen flexiblen Fußbogen mit 3-Punkt-Fußabdruck haben kann. Diese Probanden zeichneten sich nur durch einen insgesamt eher flachen Fuß aus, der vermehrt einen Knick nach innen aufwies (Pronation). Die Frage, die aber abschließend noch nicht geklärt werden konnte, ist, ob einige Füße entwicklungsgeschichtlich Affen geblieben sind oder ob die Menschheit sich gerade zurück auf dem Weg zum Affen befindet. Oder ob unser Fuß durch die ständige Unterstützung und Schuhe und fehlendes Muskeltraining seine über Jahrmillionen verbesserte Statik einfach aufgibt. Wenn wir die Entwicklung in Gedanken zurückdrehen, halte ich das schon für eine vernünftige Erklärung. Den Einkauf bringt der Lieferservice, und jede Strecke, die mehr als 100 Meter beträgt, legen wir mit dem Auto zurück. Adieu lastentragender Langstreckenläufer, adieu Fußmuskulatur, adieu Längsgewölbe?

Weil Füße in der Entwicklungsgeschichte relativ jung sind – ebenso wie die aufrechte Wirbelsäule und die über die gesamte Strecke der Beine gegen die Scherkraft arbeitenden Venen – , sind diese »Neuentwicklungen« fehleranfällig: Ich kenne jedenfalls kein Tier mit Krampfadern … oder Ballenzehen …

Doch auch dafür hat der Mensch der Postmoderne das entsprechende Start-up erfunden: Die Verfechter des Crawling, eines neuen Fitnesstrends, setzen darauf, dass die Wirbelsäule gar nicht für den aufrechten Gang konstruiert sei, der Druck auf die Bandscheiben sei dabei viel zu hoch. Sie jagen also ihre Jünger im Vierfüßler-Gang durchs Studio. Krabbeln entlaste die Wirbelsäule, sei ein natürliches Training für Körper und Gehirn und habe noch diverse andere Vorteile. In einem entsprechenden Bestseller geht es jedoch nicht nur ums Krabbeln, sondern eher um Ganzkörpertraining unter Einsatz aller vier Extremitäten.

Nicht nur menschliche Füße sind evolutionäre Wunder. Auch im Tierreich hat die Evolution bezüglich Pfoten oder Flossen bisweilen besondere Wege eingeschlagen.

Ernest Hemingway trat so manchen Menschen in seiner Umgebung mit Füßen. Dieser Eindruck entsteht jedenfalls beim Lesen seiner Paris-Memoiren. Katzen jedoch liebte er abgöttisch. Insbesondere Katzen mit mehr Zehen als üblich! Sein erstes Exemplar, Snow White, soll er von einem Seemann geschenkt bekommen haben. Auf dem Hemingway-Anwesen in Key West, Florida, leben um die 60 Nachfahren dieser Katze als Touristenattraktion. Sie alle haben zu viele Zehen und weisen damit eine genetische Mutation namens Polydaktylie auf. Einige haben zu viele Zehen an den Vorderpfoten, andere an den Hinterläufen, einige an beiden Extremitäten. Rekordhalter soll ein Kater mit 28 Zehen sein! Je nachdem, wie die Zehen angeordnet sind, wirkt die Pfote sehr groß und rund wie ein Hamburger oder so, als habe die Katze einen Boxhandschuh an. Leiden die Tiere unter ihren zusätzlichen Zehen? Man stelle sich vor, wir hätten acht Zehen an jedem Fuß! Da die Zehen, ausgestattet mit Ballen und Kralle, funktionsfähig sind, erweisen sie sich mehrheitlich als nützlich. Die Kralle wird zu einer Klammer, ähnlich diesem Greifarm im Glaskasten auf dem Rummel, mit dem stolze Eltern ihrem Nachwuchs ein Kuscheltier fangen können. Dieser Pranke entkommt keine Maus. Auch beim Erklettern eines Baumes soll die zusätzliche Zehe, die in die Rinde gerammt werden kann, hilfreich sein. Problematisch wird es allerdings, wenn die Krallen der zusätzlichen Zehen nicht richtig abgeschliffen werden. Dann können sie in den Ballen einwachsen und Infektionen hervorrufen.

Die polydaktylen sogenannten Main-Coon-Katzen stammen ursprünglich aus schneereichen Waldgebieten Amerikas. Auf einer Schneedecke wirken die breiten Pfoten besonders vorteilhaft – als Schneeschuhe! Durch die vergrößerte Auflagefläche sinken die relativ massigen Katzen weniger tief ein. Trotzdem ist die Zucht extra vielzehiger Exemplare umstritten. Menschen mit extra angelegten Zehen haben hingegen keine Vorteile, nur Nachteile. Ungefähr jedes fünfhundertste Kind besitzt eine Zehe (oder Andeutungen davon oder einen Finger oder mehrere) zu viel. Die überflüssigen Zehen passen nicht in Konfektionsschuhe, stören beim Gehen oder verursachen Schamgefühle und Hänseleien. Daher werden sie meist im frühen Kindesalter entfernt.

Fische können nur schwimmen und sterben an der Luft? Zwei Arten nicht. Sie machen sozusagen eine Mini-Evolution nach: Der Kletterfisch, ein in Australien eingeführter Fisch, kann bis zu sechs Tage an Land überleben, um eine Wüstenwanderung von Wasserloch zu Wasserloch zu unternehmen. Er setzt die Flossen als Füße ein, um sich vorwärtszubewegen. Nun denkt so manch hungriges Wüstentier: ›Ah, ein wehrloser Fisch im Sand, das ist mein Mittagessen!‹ Keine gute Idee, denn der Fisch schwillt an, wenn er attackiert wird, und bringt seinen Räuber so zum Ersticken.

Auch der Flösselhecht kann laufen lernen. Forscher

haben ihn allerdings recht unsanft dazu gezwungen. Dank einer primitiven Lunge ist seine Atmung an Land gesichert. Eine Forscherin der University of Ottawa verwehrte den Tieren ein ganzes Jahr lang die Rückkehr ins Wasser, um die anatomischen Anpassungen, die sich auch während der Evolution vollzogen hatten, zu untersuchen. Die Landgänger-Fische entwickelten stärkere Brustmuskeln, zogen die Flossen näher an den Körper, hielten den Kopf höher und hatten einen, wie sie sagt, »more sophisticated style of walking«. Was mit den Fischen nach Ende der Studie passierte, weiß ich leider nicht.

Wenn wir schon beim Fisch sind, dann beleuchten wir doch gleich noch einen anderen wundersamen Zusammenhang zwischen Fischen und Füßen. Irgendwann einmal bemerkten Zweibeiner, die in warmen Thermalquellen der Türkei, Iraks oder Syriens badeten, dass kleine Fische gerne an ihren Füßen knabberten. Die Pflanzen in den Quellen boten den Fischen nicht genug Nahrung, sodass sie sich Hautschuppen und Hornfetzchen der Menschenfüße als kleinen Snack zwischendurch gönnten. Also Foot-Food statt Finger-Food. Im Laufe des 19. Jahrhunderts wurde der »Doktor-Fisch« in östlichen Wellnesseinrichtungen als Helfer gegen Neurodermitis eingesetzt. Aber wie alles wurde auch das Fischfußbad kommerzialisiert und zur glorreichen Geschäftsidee: Warum nicht die Fischchen züchten, auf Diät setzen und der zahlenden Kundschaft so ein Fußpeeling verkaufen?

In nahezu jeder Großstadt also finden sich mittlerweile »Fisch-Spas« mit »Fisch-Pediküre« für »Fuß-Fischitisten«.

Es ist sicher nicht jedermanns Sache, sich von wimmelnden, kleinen Fischen die Füße anknabbern zu lassen. Einigen kommt vielleicht auch die Piranha-Szene aus dem James-Bond-Film »Man lebt nur zweimal« in den Sinn. Auch aus hygienischen Gründen und natürlich tierschutzrechtlich ist das Massenverfahren nicht unumstritten. Es besteht die Möglichkeit der Krankheitsübertragung. Da hilft es auch nicht, an die Kundenfüße nur junge Fische ranzulassen, da ältere zu ungestüm zubeißen. Es handelt sich also um keinen Fisch-Job mit sicherer Altersvorsorge.

Fußform

Zwar haben alle modernen Menschen, was die rein anatomischen Bestandteile angeht, den gleichen Fuß, aber jeder Fuß schaut doch anders aus. Besonders in den Blick fällt sofort die Fußform. Ist sie ägyptisch, griechisch oder römisch?

Im antiken Griechenland galt es als besonders schön und Zeichen von Intelligenz und Sex-Appeal, ja als göttliches Abbild, wenn der zweite Zeh länger war als die Großzehe. Diese Fußform wird seither »griechischer Fuß« genannt.

Im antiken Rom galt es als ideal, wenn Großzehe und zweite Zehe gleich lang waren und der Vorfuß eher quadratisch. Voilà, der römische Fuß.

Und bei den Ägyptern sollte die Linie von der Großzehe zur Kleinzehe hin am besten ganz ebenmäßig abfallen, eine solche Fußform wird demnach als »ägyptischer Fuß« bezeichnet.

Diesen »idealen« Fußformen entsprachen die Mehrheit der jeweils örtlichen Bevölkerung. Heutzutage haben etwa 45 bis 50 Prozent der mitteleuropäischen Bevölkerung einen ägyptischen Fuß, 35 bis 40 Prozent einen griechischen und 10 bis 20 Prozent den römisch-quadratischen Fuß. Daneben werden manchmal noch der keltische und der germanische Fuß beschrieben.

»Nicht auf jeden Fuß passt derselbe Schuh.« (Publilius Syrus zugeschrieben)

Studien bei Balletttänzerinnen (denn nur die tanzen auf der Spitze, die Männer nicht) haben gezeigt, dass bei ihnen die Fußform durchaus relevante Vor- und Nachteile mit sich bringt. Tänzerinnen mit einem langen zweiten Zeh (griechische Fußform) hatten das höchste Risiko, einen Hallux rigidus (Arthrose des Großzehengrundgelenkes) zu entwickeln, diejenigen mit einer römischen Fußform das geringste Auftreten von Fuß- und Sprunggelenkverletzungen und die Ballerinas mit einer ägyptischen Fußform den besten Komfort in den Spitzenschuhen. Bei Spitzenschuhen wird übrigens nicht zwischen rechts und links unterschieden …

Wie geht Gehen?

Wie aber geht jetzt Gehen? Oder befinden wir uns in einem ständigen Kampf ums Gleichgewicht?

Beim Gehen belasten wir abwechselnd ein Bein, während das andere nach vorne schwingt und den Schritt macht. Im Ablauf eines Schrittes gibt es also ein Standbein, auf dem die Körperlast ruht, und ein Schwungbein, das uns voranträgt. Dieser Zyklus von Belastung, Abstoßen, Entlastung und Aufkommen ist ganz fein justiert.

Bereits 1836 versuchten die Brüder Weber, nämlich Eduard Friedrich, seines Zeichens Anatom, und Wilhelm Eduard, Mathematiker, ein Gangmodell zu entwickeln. Gehen wurde als zyklische Bewegung angesehen. Dabei war das Bein die Nabe, um welche sich der Fuß wiederkehrend wie in einem Rad dreht, wobei der eine Fuß aufsetzt, wenn der andere gerade abhebt.

Moderne Ganganalysen bestätigen dies. Wenn das Standbein gerade mit der Zehenspitze abstößt, setzt simultan das Spielbein mit der Ferse auf. Es wird zum Standbein, während das bisherige Standbein zum Spielbein wird und vorbeischwingt. Im Moment des Belastungswechsels haben also beide Füße Bodenkontakt, während in der Schwungphase des einen Beines alle Last auf dem Standbein liegt. Jetzt müssen vor allem die Hüftmuskeln arbeiten, damit wir das Gleichgewicht halten und nicht zur Seite fallen. Sind die Hüftmuskeln des Standbeines nicht intakt, kippt der Körper zur Seite des freien Beines. Um trotzdem das Gleichgewicht zu halten, neigt sich der Oberkörper entgegen, und das Gangbild ähnelt dem Watscheln einer Ente.

Die Bewegungen der einzelnen Muskeln und Gelenke, sowohl des Spielbeins in der Luft als auch des Standbeines beim Aufkommen, Abrollen und Abstoßen, sind hochkomplex. 1958 versuchten wiederum zwei Forscher (bei meinen Recherchen fiel auf, dass immer *zwei* Forscher unsere paarigen Füße untersuchen) – diesmal die Herren James und Thomas Gray – diese Abläufe zu verstehen, mussten aber feststellen, dass diese Bewegungen kaum mechanisch darstellbar waren, ja völlig irregulär schienen, weil sich während der Bewegung die Bewegungsachse verschiebt (das Kniegelenk ist übrigens ähnlich kompliziert).

Gehen wird in verschiedene Phasen unterteilt, die den Gangzyklus bilden. Dabei wird je ein Bein betrachtet, sein Zyklus beinhaltet also jeweils eine Stand- und eine Schwungphase. Der Zyklus beginnt mit dem Aufsetzen des Fußes aus dem Durchschwung. Die erste Phase im normalen Gang ist die des Fersenaufsatzes. Nach 15 Prozent des Zyklus hat auch der Vorfuß aufgesetzt und teilt die Belastung. Nach weiteren 30 Prozent des Zyklus liegt die Last auf den Mittelfußköpfchen, und nun nehmen auch die Zehen Last auf. Die Spitzenbelastung des Vorfußes erfolgt nach 45 Prozent des Zyklus, nach der Hälfte wechselt die Last fast vollständig die Seite nach innen zur Großzehe und zum zweiten Zeh, und nach 55 Prozent stoßen diese Zehen uns ab. Dann beginnt die Schwungphase.

Zu kompliziert? Dann stellen wir uns das Ganze als Uhr vor und gucken den Sekundenzeiger an. Eine Minute entspricht dem Zyklus eines Beines während eines Schrittes. Wenn der Zeiger die 12 passiert, beginnt der Schritt, die Ferse setzt auf. Nach neun Sekunden (also knapp um 1 Uhr) ist der Mittelfuß ganz aufgesetzt. Nach 18 Sekunden rollt der Fuß vor, und die Last liegt auf Mittelfußköpfchen und Zehen. Neun Sekunden später beginnt das Abstoßen, und die Last wechselt auf Großzehe und zweite Zehe, und wenn der Zeiger gerade die 6 passiert hat (beziehungsweise nach 33 Sekunden), stoßen wir uns wieder ab. Die restlichen 27 Sekunden der Minute schwingt das Bein. Bei dieser Verbildlichung ist auch schön zu erkennen, dass für einige Sekunden jeweils beide Füße Bodenkontakt haben, weil die Schwungphase mit 27 Sekunden kürzer ist als die Standphase mit 33 Sekunden, wir also jeweils für sechs Sekunden beziehungsweise 10 Prozent des Gangzyklus mit beiden Füßen Bodenkontakt haben (Abbildung 4).

Damit wir beim Gehen möglichst wenig Energie verbrauchen, ist es wichtig, dass unser Schwerpunkt idealerweise in einer parallelen Ebene zum Boden verbleibt und zentral mittig, wie in einer geraden Linie, vor uns. Obwohl wir den Körper vom Boden hochheben müssen, um ihn voranzubringen, soll sein Zentrum nicht nach oben und unten mitschwingen. Andernfalls wäre es, als würden wir bei jedem Schritt eine Treppenstufe hinauf- und wieder heruntertreten. Wir wären ziemlich schnell erschöpft. Wie gelingt es aber, den Körpermittelpunkt stabil zu halten, während wir uns über den Untergrund bewegen? Alle Gelenke der unteren Extremitäten arbeiten deswegen zu-

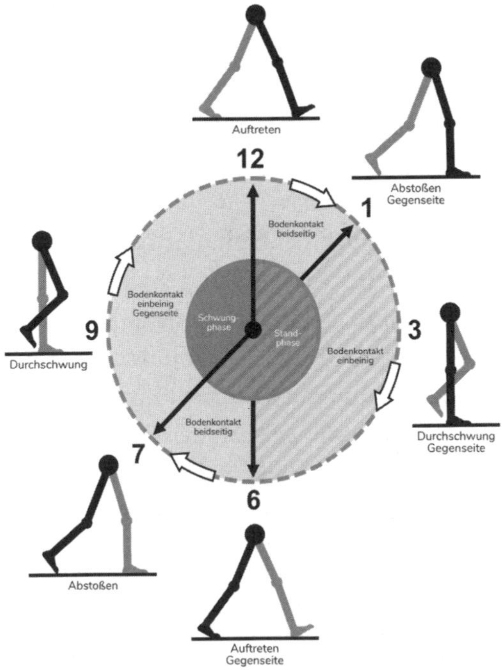

Abbildung 4: Der Gangzyklus als vereinfachte Geh-Uhr. Kurz nach 6 Uhr wird das Standbein zum Schwungbein. Während der Schwungphase hat nur ein Fuß Bodenkontakt.

sammen. Das Becken des Schwungbeines dreht sich bei einem Schritt nach vorne, während die Hüftgelenke sich entsprechend einwärts- beziehungsweise auswärtsdrehen, damit die Richtung nach vorne bestehen bleibt. Gleichzeitig erfolgt eine Kippung des Beckens zur Seite des Schwungbeines, aber nicht zu viel, wofür sich die Gesäßmuskeln der Standbeinseite als Kontrolleure anspannen.

Das Knie des Standbeines beugt sich leicht und hält den Schwerpunkt tief, obwohl wir den Körper hochheben. Man merkt den Unterschied, wenn man eine Hand auf den Bauchnabel legt und einmal normal ein paar Schritte geht und im Vergleich ein paar Schritte mit steifen Knien und steifer Hüfte versucht.

Zeitgleich wird das Zentrum der Schwerkraft auch in der seitlichen Ausrichtung mittig gehalten und schwingt weder nach oben und unten noch nach rechts und links. Dazu bewegt sich bei jedem Schritt unser Knie leicht nach innen Richtung Mittellinie, weil die Hüftmuskeln nach innen ziehen. Ohne diese Maßnahme schwänge unser Zentrum wie ein Pendel in einer Sinuskurve um die gerade Linie, auf der wir gehen wollen. Ein paar breitbeinige Schritte verdeutlichen das, denn der Oberkörper schwingt dabei viel stärker.

Insgesamt bewegt sich trotz unserer Durchschnittshöhe von circa 170 Zentimetern unser Körperschwerpunkt nur in einem Umkreis von fünf Zentimeter (Abbildung 5, Gehen-Laufen).

Gehen ist aber nur bis zu einer gewissen Schrittgeschwindigkeit ökonomisch. Je flotter wir gehen, je schneller wir also unseren Körperschwerpunkt fortbewegen wollen, desto mehr hebt sich in der Phase des Abstoßens und Aufkommens der Körper in die Höhe. Irgendwann ist es leichter zu fliegen. Wir legen eine Flugphase ein, in der beide Füße vom Boden abgehoben sind: Wir laufen (siehe ebenfalls Abbildung 5).

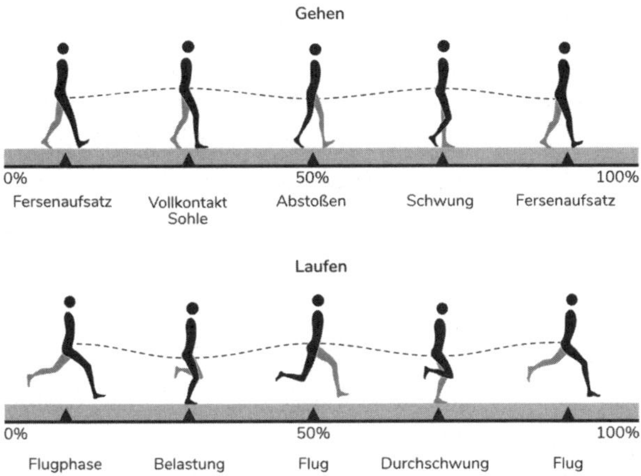

Abbildung 5: Der Körperschwerpunkt bleibt möglichst stabil. Beim Laufen »fliegen« wir, im Unterschied zum Gehen sind kurzzeitig beide Füße vom Boden abgehoben.

Schön zu sehen ist das bei Olympischen Spielen. Während die Geher, bei denen strengstens durch Kontrollpersonal darauf geachtet wird, dass immer ein Fuß den Boden berührt, aussehen wie ungelenke Roboter, schauen Langstreckenläufer effizient und elegant aus.

»Vogel fliegt, Fisch schwimmt, Mensch läuft.« (Emil Zátopek)

Apropos Olympische Spiele! Erinnern Sie sich noch an die Goldmedaillen, die unser Fuß gewonnen hat? Drei Disziplinen haben wir uns noch nicht angeschaut!

Schon beim Stehen wirken auf Sprunggelenk und Fuß ausgeprägte Kompressionskräfte und Scherkräfte. Die Belastung kann gut mittels einer Bodendruckmessplatte gezeigt werden. Sie misst die Bodenreaktionskraft, also die Gegenkraft des Bodens gegen die Kraft, die der Fuß beim Auftreten auf den Untergrund bringt. Nach dem Motto actio = reactio (Kraft = Gegenkraft) kann so die Kraft, die auf den Fuß als Gesamtes und auf einzelne anatomische Regionen wirkt, dargestellt werden.

Die beste Schockabsorption bietet das Fett unter unserer Ferse. Dieser lebende Punchingball schützt somit Sprunggelenke, Knie und Hüfte bis zu den Bandscheiben vor den heftigen Erschütterungen. Beim Gehen wirken Beschleunigungskräfte bis 3G (1 G = $9{,}8\ m/s^2$) auf die Ferse, beim Rennen bis 15G. Eine Person von 70 Kilogramm Körpergewicht, die eine Meile läuft, muss eine Gesamtlast von 63 Tonnen verkraften. Rennt sie, wird jeder Fuß mit 110 Tonnen belastet. Und das tagein, tagaus, ein Leben lang. Unsere Füße schleppen und tragen und hieven …, ohne dass Knochen brechen oder etwas kaputtgeht! Der Weltrekord (Männer) im Gewichtheben liegt bei 214 Kilogramm im Stoßen in der Gewichtsklasse bis 77 Kilogramm (auch wenn der Vergleich etwas hinkt).

Und diese widerstandsfähigen Werkzeuge halten im besten Fall ein Leben lang. Im Gegensatz selbst zu den besten und modernsten elastischen Kufenprothesen paraolympischer Athleten, die alle drei bis zehn Jahre ersetzt werden müssen. Bisher wurde noch kein Material erfunden, das die Fähigkeit des Fersenfetts, Lasten aufzunehmen und zu absorbieren, auch nur annähernd nachbilden könnte.

Möglich wird das Abfedern dieser enormen Kraft auch durch die vielen kleinen Gelenkverbindungen zwischen den Fußwurzelknochen, die wie lauter Mini-Trampoline die Stoßwellen abfedern. Beim Auftreten wird Energie auf den Fuß übertragen. So ähnlich, wie wenn wir mit der Faust auf den Tisch hauen. Allerdings tun wir uns dabei ziemlich weh, denn weder Tisch noch Faust geben nach, und die festen Körper prallen ungebremst aufeinander. Da die Faust dann doch »deformierbarer« ist als der Tisch, prellen wir uns oder brechen uns die Knochen. Der Fuß weiß dies tunlichst zu vermeiden. Hier geben die Bänder zwischen den vielen kleinen Gelenken jeweils minimal nach. Durch diese Deformation wird die Energie absorbiert. Auch die Muskelsehnen nehmen Energie auf. Aber noch viel besser, diese Energie wird elastisch gespeichert und dazu genutzt, uns beim Abstoßen losschnellen zu lassen. Sehnen und Bänder wirken wie viele kleine elastische Sprungfedern. Bei jedem Schritt werden circa 35 Joule durch den Wadenmuskel und 17 Joule durch die Fußsohlenbänder gespeichert. Durch diese elastischen Rückstellkräfte wird die Muskelarbeit, die wir beim Gehen leisten müssen, reduziert und Gehen energieeffizient.

Auch dieser Energiespeicher ist effizienter als die Sprungfedern moderner Beinprothesen, wie man sie bei den Paralympics sieht!

Wo diese Energie beziehungsweise Aufpralllast übertragen wird, ist von der Abrollphase abhängig. Die Ferse überträgt circa 60 Prozent, der Mittelfuß acht Prozent und der Vorfuß 28 Prozent beziehungsweise die Zehen vier Prozent der Last auf den Boden. Beim normalen Gehen fängt uns unsere Ferse am Boden ab; je schneller wir gehen, desto mehr Last wird nach innen Richtung Großzehe verteilt.

Die Ausrichtung der Knochenbälkchen wird von den Gerüstbauer-Zellen dementsprechend angepasst. Es lassen sich Bälkchen-Straßen von den Unterschenkelknochen bis ins Fersenbein, das Sprungbein oder die Mittelfußknochen verfolgen. Diese Bälkchen bilden sich zurück, wenn die Belastung fehlt. Ein Astronaut sollte also nach einem Aufenthalt auf der ISS nicht als Erstes Fallschirmspringen gehen …

Platz 1 im Bogenschießen

Unser Fuß besticht durch ausgeklügelte Hebelverhältnisse, die eine effiziente und effektive Muskelarbeit erleichtern. Gut vorgespannt wie die Sehne eines Bogens, können die Muskeln uns losschießen lassen. Knochen, Gelenke und änder bieten eine ausreichende statische Stabilität, sie sind r Bogen. Die Muskeln sorgen für Bewegung. Sie werden ezu nur zur Fortbewegung, zum Abfedern, Balancieren Tragen zusätzlicher Lasten – über unser Körperht hinaus – benötigt.

ein Bogen, der sich je nach Spannung der Sehne biegt sich auch unser Längsgewölbe mehr oder weniger. Wenn wir mit dem Fuß auf dem Boden aufkommen, flacht sich das Längsgewölbe ab. Wir können uns abfangen, unser Gleichgewicht finden und Last abfedern. Beim Abstoßen richtet sich unser Längsgewölbe wieder auf und hilft den Zehen, uns vorwärts zu katapultieren. Und dabei ist noch kein einziger Fußmuskel involviert! Die Spannung und Entspannung des Bogens geschieht einzig und allein durch Drehung des Schienbeins. Wenn wir den Fuß beim Gehen aufsetzen, zeigt unsere Hüfte nach vorne, Bein und Unterschenkel sind leicht nach innen gedreht. Dadurch fällt auch der Fuß nach innen, das Gewölbe wird flacher. Beim Abstoßen schieben wir die Hüfte des bisherigen Schwungbeines nach vorne, und die des Standbeines dreht sich nach hinten. Bein und Unterschenkel drehen sich nach außen. Das Fußgewölbe wird aufgerichtet.

Probieren Sie es aus: auf das rechte Bein stellen, linkes Bein nach vorne schwingen und dort halten. Was passiert? Um die Balance zu halten, dreht das Knie leicht nach innen, und der Fuß knickt nachgebend etwas ein.

Jetzt das linke Bein nach vorne und in der Luft halten.

Haben Sie es gemerkt? Das Knie vom Standbein dreht leicht nach außen, mehr Gewicht kommt auf den Fußaußenrand, das Fußgewölbe richtet sich auf und macht sich steif.

Jetzt kommen die Muskeln ins Spiel. Die Wadenmuskeln können mehr Kraft ausüben, wenn die Strecke zwischen Ferse und Zehen kürzer ist. Dann ist der Hebel kürzer und günstiger. Und was passiert, wenn das Fußgewölbe sich aufrichtet? Die Strecke wird kürzer: Mit zehn Legosteinen kann man eine lange, flache Brücke oder eine hohe, kurze Brücke bauen.

Und weil Lastarm × Last = Kraftarm × Kraft ist …

(Okay, es ist Physik, aber nicht abschrecken lassen – ich bin Chirurgin, und ich hab's auch verstanden!) Also: Die Achillessehne übt die Kraft aus. Sie zieht an der Ferse. Die Strecke von der Ferse bis zum Fußballen ist der Kraftarm, der Hebel. Die Last, also das Körpergewicht, liegt in Form des Körperschwerpunktes etwas vor dem Sprunggelenk. Der Abstand von dort zum Ballen ist der Lastarm. Der Körper muss beim Vorwärtsgehen mit seinem Schwerpunkt über den Ballen gehebelt werden.

Das Körpergewicht, also die Last, bleibt (leider) gleich. Wenn aber das Fußgewölbe sich aufrichtet, wird der Lastarm auf der Konvexseite des Bogens nur etwas kleiner, der Kraftarm auf der Konkavseite aber deutlich kleiner. Und daraus ergibt sich, dass die Muskeln weniger stark an der Achillessehne ziehen müssen als bei einem flachen, platten, langen Fußgewölbe.

Mit dem Hebelgesetz kann der Fuß sogar auf das Knie einwirken. Mit einer Zehenrolle, das ist eine orthopädische Schuhzurichtung unter den Zehengrundgelenken, können die Hebel so verändert werden, dass der Anpressdruck der Kniescheibe vermindert wird. Eine Wohltat bei Kniescheibenarthrose, vor allem beim Bergabgehen, wo die Zehenrolle wie eine Art Bremshebel wirkt. Heutzutage gibt es jedoch auch Konfektionsschuhe mit einem Negativabsatz, sodass auf diese Weise der Bremshebel verbessert wird. Ähnlich wirken auch Barfußschuhe ohne Absatz.

Dieses Getriebe besitzt sogar eine Gangschaltung. Unser Gang besitzt einen ersten und einen zweiten Gang. Die Gangschaltung ist das Längsgewölbe. Im niedrigen Tempo, also wenn wir gemütlich losgehen oder langsam gehen müssen, weil wir schwere Lasten schleppen, oder wenn wir bergauf gehen, nutzen wir einen anderen Kraftarm, als wenn wir flott gehen oder rennen. Im ersten Fall ist unser Längsgewölbe angespannt und steif, und wir rollen über den gesamten Ballen auf der vollen Breite zwischen erster und fünfter Zehe ab. Die Abrolllinie oder Achse läuft also schräg unter dem Ballen entlang. Wenn wir rennen, gibt das Gewölbe nach und dirigiert die Belastung mehr Richtung Großzehenballen. Die Abrolllinie läuft gerade zwischen erster und zweiter Zehe. Die Entfernung Ferse bis Beginn Großzehe ist aber länger als die Entfernung Ferse bis Beginn mittlere Zehe. Damit ist der Kraftarm im ersten Gang kleiner, und es kann mehr Kraft aufgebracht werden als im zweiten Gang. Wie beim Auto. Wir fahren im kleinsten Gang einen steilen Berg hinauf (oder wenn der Wagen überladen ist) und im höchsten Gang, wenn es flott über die Autobahn geht. Untersuchungen auf Kraftmessplatten zeigen diese Kraftverschiebungen.

Und wieso sind manche Menschen nun bessere Sprinter als andere? Oder erfolgreichere Langstreckenläufer?

Bogenschützen benutzen für verschiedene Distanzen auch verschiedene Bögen oder Sehnen. Und die Evolution beziehungsweise unser Genpool hat uns verschiedene Hebel in die Wiege gelegt (und Muskelfasertypen).

Na ja, jedenfalls fast ... Tierische Konkurrenten lassen wir mal außen vor.

Durch klugen Hebeleinsatz und wiederverwertbare Energiespeicherung ist unser Fuß auch hier ziemlich weit vorn. Die siegbringenden Eigenschaften der anderen Disziplinen verschaffen uns auch hier entscheidende Vorteile. Vor allem die Spannung des Längsgewölbes und der Fußsohlenbänder schraubt uns durch einen Ankerwindenmechanismus in die Höhe und Weite. Wenn beim ultimativen Abstoßen die Zehen überstreckt werden und die Fußsohle maximal gedehnt ist, zieht das Fußsohlenband wie eine Winde von den Zehen über die Mittelfußköpfchen am Knochen an seinem anderen Ende, dem inneren Fersenbein. Dadurch wird das Fußgewölbe zusammengezogen, und der Bogen richtet sich auf. Er verkeilt sich regelrecht und bietet uns eine stabile Absprungrampe.

Diese Aufrichtung des Fußgewölbes im Zehenstand ist ein entscheidendes Kriterium für die Fußgesundheit und ein beliebter Test, um scheinbare Plattfüße von krankhaften Plattfüßen zu unterscheiden.

Richtig laufen?

Schon lange wird gerätselt, warum aus manchen Regionen der Welt häufiger und öfter besonders begabte und erfolgreiche Sprinter oder Langstreckenläufer stammen als aus anderen. Derzeit dominieren die Sportler aus Jamaika den Sprint und Läufer aus Ostafrika, Kenia und Äthiopien den Marathon. Neben sozioökonomischen, psychologischen und physiologischen Faktoren wird auch immer versucht, Gründe für die jeweilige Dominanz in der Vermessung der Anatomie zu finden. So wurden Länge und Verhältnis des Fersenbeins und des Unterschenkels und die Hebel, die sich daraus ergeben, untersucht. Eindeutige Ergebnisse fanden sich dabei aber nicht. Studien, die Menschen vermessen (anthropometrische Studien), zeigten einzig, dass sowohl bezüglich der Langstrecken als auch des Sprints eine größtmögliche Symmetrie der Gelenke und Muskelausstattung von Vorteil ist.

Sprinter müssen ihren Körperschwerpunkt, so schnell es geht, vorwärts katapultieren. Sie setzen mit dem Ballen auf, um sich sofort wieder mit der Fußspitze abdrücken zu können, und lassen das Aufsetzen der Ferse weg. Im »Normalen« entsteht beim Gang vom Absetzen der Ferse zum Abdrücken der Sohle ein kleines Rückwärts-Momentum, eine Bremskraft. Denn der Körperschwerpunkt muss dabei erst nach vorne gehebelt werden. Das kann ein Usain Bolt nun gar nicht gebrauchen. Aber auch Marathonläufer wie Eliud Kipchoge oder Paula Radcliffe (beide die jeweiligen Weltrekordhalter über 42 Kilometer) setzen nicht voll auf der Ferse auf und belasten dann erst den gesamten Fuß. Viele Freizeitläufer jedoch, die in gemächlichem Tempo traben, fühlen sich so besser, weil sie abrollen, wie sie es vom Gehen gewohnt sind.

Über den »richtigen« Laufstil toben in Fachforen heiße Diskussionen. Was sei denn nun ultimativ besser: Vorfuß- oder Ballenlauf, Mittelfußlauf oder Fersen- beziehungsweise Rückfußtechnik?

Die Antwort ist sehr einfach, denn es gibt ihn nicht, *den* Laufstil. Der beste, weil ökonomischste und gesündeste Laufstil ist abhängig vom Tempo, dem Gelände, der zurückzulegenden Strecke und dem eigenen Körper. Je ökonomischer der Laufstil, desto weniger Kraft und Energie wird benötigt. (Theoretisch kann man auch unökonomisch laufen, dann verbraucht man mehr Kalorien. Wie Phoebe aus der Fernsehserie »Friends«. In der Folge »Flirt-Verbot« gehen Rachel und sie in den Park zum Joggen. Phoebe rudert dabei wild mit den Armen und schlenkert mit ihren Beinen in alle Richtungen. Das gestaltet sich weder elegant noch ökonomisch – aber auf Dauer extrem Kalorien zehrend.)

Vorfußlauf? Fersentechnik? Mittelfußstil? Worüber wird hier eigentlich geredet? Wer nicht mindestens zu der sonntagmorgens durch den Stadtpark trabenden Personengruppe gehört, hat sich sicher noch nie Gedanken darüber gemacht, mit welcher Fußtechnik er oder sie jetzt dem Bus hinterherrennen soll.

Jeder, der bergauf rennt, wird zum Vorfußläufer. Und bergab rennt es sich angenehmer mit der Ferse zuerst.

Fersen- oder Rückfußlauf

Dieser Laufstil wird kontrovers beschrieben. Die einen beschreiben ihn als Gehen, wie wir es aus dem Alltag gewohnt sind, nur in schnell mit Schwebephase, wobei die Ferse mit relativ gestrecktem Knie vor dem Körperschwerpunkt aufkommt, der Fuß dann abrollt und sich mit den Zehen abstößt. Andere kritisieren, dass dazu noch der Oberkörper vorgelehnt wird und die Arme nur herabhängen. Das aber ist die übertriebene Darstellung, finde ich. Betrachtet man den Fersenlauf als LAUFtechnik, dann bedeutet es, nicht mit der Ferse wie ein Geldsack auf den Tisch zu plumpsen, sondern mit der Außenseite der Ferse deren Eigenschaften als Stoßdämpfer wahrzunehmen, dabei aber die höher gelagerten Gelenke natürlich trotzdem zu schonen, indem Knie und Hüfte leicht gebeugt bleiben und der Oberkörper aufgerichtet wird, mit gegenläufig mitschwingenden gebeugten Armen und ohne hochgezogene Schultern. Beim Abrollen wird das Längsgewölbe als Energiespeicher ausgenutzt und dann über die volle Länge des Fußes mit den Zehen abgerollt. Dieser Abrollvorgang lässt den Läufer bei jedem Schritt circa 30 Zentimeter vorankommen, ohne den Körper aktiv heben zu müssen. Durch den eher geraden Oberkörper wird der Schwerpunkt nah vor dem Aufsatzpunkt mit der Ferse gehalten und die »Bremswirkung«, die beim notwendigen Herüberhebeln des Körpergewichtes über diesen Punkt eintritt, gering gehalten. Allerdings muss während dieses Voranrollens das Fußgewölbe auch stabil gehalten werden, und der

Fuß sollte nicht nach innen wegknicken. Dazu ist ein stabiles Innenband am Knöchel nötig und kräftige Fußmuskeln. Laufschuhe mit »Pronationsschutz« beziehungsweise stützender Innenseite für »Pronierer« können hier bei Trainingsbeginn sinnvoll sein.

Die leichte Beugung des Kniegelenks beim Fersenaufsatz ist unheimlich wichtig, sonst geht dieser Stil buchstäblich auf die Knochen – vor allem die Schienbeinvorderkante kann dadurch zu schmerzen beginnen. Andererseits richten sich während eines kontinuierlichen Trainings in dieser Technik die Knochenbälkchen in den Hauptbelastungszonen extrastark aus. Durch den Einsatz des gesamten Fußes bietet diese »Technik« sicheren Tritt in unebenem Gelände. Sie lässt auch Hobbyläufer längere Strecken durchhalten, weil sie ökonomisch ist und somit der typische Joggingstil. Wenn es bergab geht, ist das Abrollen über die Ferse, gepaart mit kleinen Schritten, sehr gut.

Vorfuß- oder Ballenlauf

Kommen wir zu dem anderen Extrem. Hier wird auf dem Vorfuß aufgesetzt und mit dem Vorfuß abgefedert. Der Schwerpunkt liegt weit vorne, nämlich über dem Vorfuß, und dieses ständige Voranfallen bedingt ein hohes Tempo. Wadenmuskulatur und Achillessehne, die verhindern, dass der Läufer tatsächlich fällt, ihn in seinem Vorwärtsdrang durch ständige Anspannung aufrecht halten, sind also bei dieser Technik besonders belastet. Sportler mit Achillessehnen- und Plantarfaszienproblemen sollten daher nicht auf dem Ballen laufen. Diese Technik ist durch die ständige Gegenspannung der Muskulatur enorm anstrengend und eignet sich für Sprints und Mittelstrecken. Einen Marathon sollte man nicht auf dem Vorfuß laufen, auch wenn einige »Laufpäpste«, Fachmagazine und Foren dies propagieren. Dort wird impliziert, der Läufer könne so »elegant über den Boden schweben, gar fliegen!« – aber durch den puren Einsatz des Vorfußes werden die dämpfenden Eigenschaften der Ferse und der Energiespeicher des Mittelfußes negiert. Die kleinen Gelenke des Vorfußes müssen alles allein abfedern beziehungsweise sind auf Hilfe des Kniegelenkes angewiesen – dieser Laufstil ist damit ein absolutes No-Go für Menschen mit Knieproblemen und Übergewicht. Speziell fersengedämpfte Laufschuhe oder Modelle, die das Einknicken (Pronieren) des Rückfußes verhindern, braucht ein Verfechter dieses Laufstils nicht, denn er benutzt Ferse und Rückfuß nicht. Da nicht abgerollt wird, gewinnt der Läufer auch nicht passiv an Boden und muss mehr Energie aufwenden, um schneller (höhere Trittfrequenz) und weiter (größere Schrittlänge) zu springen. Bergauf ist der Vorfußlauf die »natürliche« Gangart von jedermann. Stellen Sie sich mal vor, Sie würden versuchen, bergauf über die Ferse abzurollen, dann würden Sie mit Ihrem schwerkraftlastigen Körperschwerpunkt wie Sisyphos' Felsen bergab rollen.

Mittelfußlauf

Hier haben wir den Kompromiss! Die Ferse wird kurz mit der Außenseite, nahezu gleichzeitig mit dem Mittelfußaußenrand aufgesetzt. Einige »Anleitungen« beschreiben auch, dass der gesamte Fuß auf einmal auf den Boden kommt, jedoch betont auf der Außenseite. Der Körperschwerpunkt liegt nur ganz, ganz wenig vor dem Auftritt, das spart Energie. Dann erfolgt das übliche Abrollen und Abdrücken mit den Zehen. Dämpfung und Energiespeicher sind ausreichend erhalten. Diese Technik eignet sich für nahezu alles von Dauerlauf bis Marathon, ist ökonomischer und gelenkschonender als der Ballenlauf, allerdings für Menschen mit Problemen der Fußaußenkante (zum Beispiel Bruch des fünften Mittelfußknochens) nicht geeignet.

Natürliches Laufen ist flexibles Laufen! Auch ein kenianischer Läufer läuft sicher nicht auf dem Vorfuß, wenn er locker die Hochebene entlangjoggt. Auch Oma Müller läuft auf dem Ballen, wenn sie ein paar Schritte am Strand ihrem Enkel hinterherrennt – sie würde sonst derart mit der Ferse im Sand versinken, dass sie ihr Körpergewicht nicht mehr nach vorne hebeln könnte. Der Bahnweltmeister Haile Gebrselassie wurde vom schnellen Vorfußläufer auf Mittelstrecken nach einer Achillessehnenoperation zum erfolgreichen Fersenläufer auf Marathonstrecken.

Gelenke, Bänder und Fußmuskulatur danken es Ihnen, wenn sie variabel beansprucht und trainiert werden. Dazu gehört Barfußlaufen, Laufen am Strand, Bergauflaufen und unterschiedlich schnelles Laufen genauso wie Laufen mit verschiedenen Schuhen. Und natürlich soll Laufen schmerzfrei sein! Standen Sie schon einmal bei einem Stadtlauf oder Halbmarathon an der Strecke? Orthopädische Abgründe tun sich dort auf! Menschen laufen mit Plattfüßen, X-Beinen, Buckel und bis zu den Ohren hochgezogenen Schultern. Und oft mit dem verbissensten aller Gesichtsausdrücke – das kann nicht gesund sein!

»Run when you can, walk if you have to, crawl if you must; but never give up.« (Dean Karnazes, Ultramarathonläufer)

Unsere ersten Schritte

Ein Kleinkind freut sich über die Schritte, die es schafft. Doch seine ersten Schritte geht das Menschlein schon in der Gebärmutter. Nach den ersten drei Schwangerschaftsmonaten schaffen wir durch Paddeln und Minischritte Drehungen. Nach der Geburt können wir uns als Nesthocker nahezu ein Jahr Zeit lassen, bis wir zu laufen beginnen, und weitere zwei, bis wir es richtig gut können. Dagegen kann ein Zebra-Baby bereits nach etwa 15 Minuten stehen und nach einer Stunde mit seiner Herde laufen. Obwohl wir Mütter und Väter natürlich stolz wie Bolle beim Laufenlernen helfen – der aufrechte Gang liegt in unserem Bauplan schon vor, und ein Baby würde theoretisch auch ohne jede Hilfe und Vorbild laufen lernen können. Alle Neugeborenen besitzen bis zum Alter von circa zwei Monaten einen Gehreflex. Stützt man das Baby und lässt seine Füße eine Oberfläche berühren, beugt es Hüfte, Knie und Sprunggelenk.

Ab einem Alter von zehn Monaten lernen wir gehen (Mehr oder weniger! Bloß nicht in Helikoptereltern-Panik verfallen, wenn es bei sonst regelgerechter Entwicklung des Babys länger dauert! Für den weiteren Lebensweg ist es völlig egal, ob es neun oder 13 Monate waren. Auch aus läuferischen Spätentwicklern werden Menschen, die mit beiden Beinen fest im Leben stehen).

Lustigerweise rennen wir, bevor wir gehen. Haben Sie das schon mal beobachtet? Das Baby »läuft« mit immer schnelleren Schritten, bis es nach vorne fällt oder aufgefangen wird oder ein Gegenstand Unterstützung bietet. Es kann nicht langsamer, weil seine Balance noch nicht so ausgereift ist. Jeder, der schon mal versucht hat, an einer Ampel auf dem Fahrrad zu bleiben, ohne abzusetzen, weiß, dass langsame Fortbewegung mehr Gleichgewicht erfordert als schnelle. Deshalb versucht das Kleinkind, seinen Schwerpunkt breit zu verteilen: Der Fuß wird flach auf den Boden gepresst, Knie und Hüfte sind gebeugt, die Beine breit gehalten, die Füße zeigen nach außen, die Arme gestreckt.

Gehen ist rein mechanisch ein fortwährendes Auffangen des Fallens. Der Körper wird zur Vorwärtsbewegung aus dem Gleichgewicht gebracht, der Schwerpunkt nach vorne verlagert, um voranzukommen. Diese komplexe muskuläre und koordinative Höchstleistung will gelernt sein, ist dann aber auch so einzigartig wie eine Handschrift. Ein Gang kann betont lässig oder bedrohlich sein, einen uns nahestehenden Menschen erkennen wir aus der Ferne an seinem Gangbild. Mit unseren Füßen drücken wir unseren Charakter aus!

Bis zum Alter von drei Jahren reift unser Gang. Zunächst können wir nur gerade vorwärtslaufen, später schaffen wir auch abrupte Richtungswechsel und das Rückwärtslaufen. Die Fußgewölbe bilden sich aus, und die Abrollbewegung wird perfektioniert.

Weil Gehen so eine hochkomplexe Leistung ist, wird unser Gang im Alter wieder unsicher. Sehvermögen, Spürsinn und Balance lassen nach, Schmerzen durch Verschleißerscheinungen nehmen zu, sodass wir wieder krumm, breitbeinig, langsam und unsicher werden.

Fußball

Relativ kurz nach dem Laufenlernen ist ein Kind in der Lage, mit seinem Fuß einen Ball zu spielen. Im Alter von etwa 18 Monaten sind Schussrichtung und -stärke zwar eher noch zufällig als geplant, aber irgendwie funktioniert es doch. Auch Erwachsene, die nie zuvor gekickt haben, können die Grundbewegung rasch lernen. Wenn es eine Sportart für den Fuß gibt, dann unmissverständlich den Fußball! Doch zu viel Fußballspielen hinterlässt Schäden am Fuß. Und wenn Uwe Seeler sagte, »das Geheimnis des

Fußballs ist ja der Ball«, dann muss ich ihm widersprechen: Das Geheimnis des Fußballs ist der Fuß! Weltweit spielen circa 240 Millionen Menschen Fußball, und es gibt ungefähr 200 000 Profifußballer. Beim Fußball sind unsere Füße in der Lage, Freundschaften zu schließen. Über sprachliche und kulturelle Grenzen hinweg – gib einer Gruppe Kinder einen Ball, und sie beginnen gemeinsam zu kicken.

Meist ist ein Fuß der stärkere und bevorzugte beim Schießen. Oft ist es die Seite, bei der auch die Hand stärker ist, manchmal sind auch beide Füße gleich gut trainiert. Während Andreas Herzog seinen Füßen die Aufgabenverteilung so zuwies: »Also bei mir geht das mit dem linken Fuß genauer und mit dem rechten fester!«, konnte Andreas Brehme Elfmeter sowohl mit links als auch rechts versenken.

Beim einfachen Schuss bewegt sich zunächst das Standbein einen Schritt zum Ball. Dabei dreht sich schon das Becken auf der Schussbeinseite nach hinten, die Hüfte streckt sich nach hinten und holt aus. Zum Schießen schwingt das Spielbein mit leichter Beugung in Knie und Hüfte nach vorne. Dann werden Knie und Fuß kräftig gestreckt, und kurz vor der Ballberührung stoppt die Bewegung des Oberschenkels, während der Unterschenkel weiter nach vorne bewegt wird. Nachdem der Ball getroffen ist, schwingt das Spielbein aus, und der Arm der Gegenseite schwingt zum Ausgleich der Balance ebenfalls vor. So weit die Grundbewegung.

Durch Variationen der Fußhaltung, der Interaktion des Fußes mit dem Ball und der Geschwindigkeit kann man dem Ball auch ein Drehmoment verpassen. Durch diesen »Effet« genannten Drall fliegt der Ball dann um die Abwehrmauer herumgezirkelt ins Tor.

Das Schießen eines Balles besteht darin, Kraft vom Fuß auf den Ball zu übertragen und diesen so in Bewegung zu setzen. Ralph L. Whitstorm hat 1977 verschiedene Bewegungsmuster und Schussarten beschrieben. Da wäre zum einen der Vollspannschuss. Dabei wird der Ball mit dem Fußrücken des gestreckten Fußes getroffen, um ihn zum Beispiel beim Abstoß des Torwartes weit in die gegnerische Hälfte zu bringen.

Die Füße bestimmen, wo der Ball hingeht. Und wie er dahin kommt.

Wird der Ball mit der Innenseite des Fußes gespielt, ist das ein Innenseitstoß. Er eignet sich zum genauen Passen, weil Fuß und Ball eine große Kontaktfläche haben. Dazu muss das Bein aber nach außen gedreht werden, weshalb beim Pass aus dem Laufen heraus der Außenristpass anatomisch einfacher, aber technisch schwieriger ist.

Ein Ball kann auch direkt aus der Hand fallen gelassen und im Moment der Bodenberührung mit dem Fuß abgeschlagen werden. Das ist der Dropkick. Oder ein auf dem Boden liegender Ball kann hoch in die Luft gechipt werden. Oder der Ball wird direkt aus der Luft volley genommen. Bei jeder einzelnen Technik kommt es auf das exakte Timing an. Augen und Füße müssen gut koordiniert werden, ebenso wie Standbein und Spielbein. Die Geschwindigkeit des Balles und die Eigenbewegung des Spielers müssen aufeinander abgestimmt werden.

Ein Fußballspiel verlangt den Füßen Höchstleistungen ab. Die reine Laufleistung von Bastian Schweinsteiger im WM-Finale 2014 wurde mit 15,3 km beziffert. Dabei kam er auf 118 Ballkontakte, Philipp Lahm hatte mit 124 geringfügig mehr (Messi nur 56).

Bei Spielanalysen und Fußballstudien wird scheinbar einfach alles gemessen. In medizinischen Datenbanken finden sich sogar Arbeiten, die sich nur mit dem Standbein befassen. Fußball bedeutet auch Mathematik und Physik, wobei in der entsprechenden Literatur zu lesen ist, dass die Spieler bei der Ballannahme nicht rechnen, sondern mit Erfahrung und Intuition ihre Füße einsetzen. Ist auch verständlich, wenn die gleichen Kräfte, die zwischen Ball und Fuß wirken, auch zwischen Ball und Kopf wirken. Um den Ball aus der Luft so anzunehmen, dass er wie »tot« auf dem Fuß liegen bleibt, müssen Ball und Fuß in genau abgestimmter Richtung und Geschwindigkeit miteinander abgebremst werden. Und das in bis zu 2/100 Sekunden.

Beim vollen Schuss bewegt sich der Fuß mit bis zu 80 Kilometer/Stunde Richtung Ball und beschleunigt diesen auf das 1,3-Fache. Beim Aufeinandertreffen von Ball und Fuß wirken Kräfte von 1200 N, im Profifußball bis 2400 N, auf den Spann. Ein Newton (N) ist die Kraft, die ich einsetzen muss, um eine Masse von 1 Kilogramm in einer Sekunde um einen Meter vorwärtszubewegen. Und das jetzt mal 2400 ist eine ganze Menge, oder?

Manche Trainer fordern im Jugendfußball 500 Ballkontakte pro Trainingseinheit. Wenn nur 1 Prozent davon

Vollspannschüsse sind, kommt im Laufe einer Fußballerkarriere trotzdem eine ganze Menge Belastung für den Fußrücken zusammen. Besonders die Gegend um das Sprunggelenk ist gegenüber diesen wiederholten »Einschlägen« empfindlich. 1950 wurde dieses Phänomen des »Fußballersprunggelenks« erstmalig beschrieben. Bei langjährigen Spielern zeigen sich knöcherne Anbauten am Vorderrand des Sprunggelenkes. Diese können sich sowohl auf der Sprungbeinseite des Gelenks als auch auf der Schienbeinseite befinden. Weil diese Knochenvorsprünge in die Gelenkkapsel hineinragen und Ausziehungen des Knochens formen, können sie die Beweglichkeit des Sprunggelenkes deutlich einschränken. Es kommt zu Einklemmungen und Entzündungen der Kapsel und schmerzhaftem Heranziehen des Fußes (vorderes Impingement). McMurray, der Erstbeschreiber dieses Sportschadens, dachte, die Knochenvorsprünge würden sich infolge einer Kombination aus Zug an der Gelenkkapsel und gleichzeitiger Prellung durch den Ball bilden. Die heutige Theorie lautet, dass die knöchernen Zacken als Folge des wiederholten Mikrotraumas auf den Knorpelrand circa fünf Millimeter von der eigentlichen Gelenklinie entfernt entstehen. Der beim Laufen und Gehen in diesem Bereich unbelastete Knorpel reagiert damit, dass er sich zu Knochen umwandelt und auswuchert. Ganz neue Studien haben die Entwicklung dieser »Osteophyten« in Abhängigkeit von der Balldeformation, der Kontaktzeit und der Ballgeschwindigkeit untersucht. Auch abgesehen von der Entwicklung eines »Soccer's ankle« ist Fußball für Fuß und Sprunggelenk eine Hochrisikosportart, was Verletzungen anbetrifft. Am häufigsten erleiden Spieler eine Zerrung der Bänder des Sprunggelenks oder einen Bänderriss. Wiederholte Bandverletzungen können zu einem chronisch instabilen Sprunggelenk oder Luxation der Peronealsehnen führen. Weil Fußball für die Füße, aber als Kontaktsportart auch allgemein ein höheres Verletzungsrisiko beinhaltet, ist bei nahezu jedem halbwegs wichtigen Spiel medizinische Betreuung an Bord. Man sieht sie oft im Fernsehen auf der Bank sitzen oder am Spielfeldrand stehen, und mancher Mannschaftsarzt besitzt bisweilen mehr Macht im Verein als der Trainer. Das ist kein einfacher Job! Die Mediziner müssen ständig das Spiel im Blick haben und dabei nicht nur den ballführenden Akteur, sondern alle elf Freunde. Was vor dem Fernseher sitzend einfach erscheint, ist vom Spielfeldrand aus keine kleine Herausforderung. Denn allein schon aus dem ›Unfallhergang‹ ergeben sich mögliche Diagnosen. Innerhalb von Minuten wollen Trainer, Spieler und die Zuschauer wissen, ob der Spieler weitermachen kann. Bevor eine Untersuchung auf dem Spielfeld stattfinden kann, muss der Schiedsrichter seine Erlaubnis geben. Dauert die Behandlung länger, muss der Spieler hinter die Außenlinie gebracht werden und seine Mannschaft in Unterzahl weiterspielen – bis er wieder fit ist oder ausgewechselt wird. Nur der Torhüter bildet hier eine Ausnahme. Eine »Verletzung« aus taktischen Gründen ist im Männerfußball übrigens deutlich häufiger als im Frauenfußball. Und da liegen die Herren der Schöpfung dann schmerzverzerrt am Boden und halten sich den Fuß.

Bei einer echten Bänder- oder Muskelverletzung sollte

sofort die PRICE-Regel angewandt werden: **P**rotection = Entlastung, **R**est = Ruhe, **I**ce = Kühlung, **C**ompression = Elastokompressiver Verband / Tape und **E**levation = Hochlagerung (oder auf Deutsch PECH: Pause, Eis, Compression, Hochlagerung). Jede Minute Verzögerung bis zur Kühlung und Kompression innerhalb der ersten zehn Minuten nach der Verletzung kostet einen ganzen Tag Rehabilitation! Daher zahlt es sich aus, wenn der Mannschaftsarzt selbst gut zu Fuß ist und schnell aufs Feld sprinten kann.

Gehen an Unterarmgehstützen

Die Krux mit der Krücke! Ein Nachteil für uns Zweibeiner ist es, dass wir ziemlich dumm dastehen, wenn eines unserer Beine ausfällt. Während Hund, Katze, Maus auch auf drei Beinen durchaus gut zurechtkommen, ist einbeiniges Hüpfen für uns Menschen keine dauerhafte Option. Wir brauchen ein Hilfsmittel. Aus alten Indianerfilmen erinnern wir uns an die Suche nach einem passenden Ast als Gehstütze. Wir brauchen ein Ersatzbein. Die heutigen Unterarmgehstützen verdanken wir dem Industriedesigner Louis Lucien Lepoix, eigentlich Erfinder verschiedener Frontlader-Kabinen und Karosserien. Diese Gehhilfe trägt daher auch den Namen »französische« Gehstütze, wohingegen die aus Cowboy-Filmen bekannten Achselstützen als »amerikanische« Gehhilfe bezeichnet werden. Die Bezeichnung »Krücke« ist jedoch in der modernen politisch korrekten Krankenhauswelt irgendwie verpönt; man erntet heute entsetzte Blicke von den Physiotherapeuten, wenn man dieses Wort benutzt. Wahrscheinlich klingt es zu martialisch und erinnert an Krieg und Amputation. Der Wortstamm kommt ja auch vom altgermanischen Kriechen. Während die Krücken früher ausschließlich grau waren, sind die modernen Unterarmgehstützen in fast jeder Wunschfarbe erhältlich. Eines gibt es aber noch nicht, eine absolute Marktlücke: Gehhilfen im Designerlook! Ich hatte einmal eine Patientin, die sich weigerte, Gehstützen oder einen Rollator (das Gefährt der Zukunft) zu benutzen, weil die »hässlichen Dinger« nicht zu ihrem Outfit (Versace-Bluse, Burberry-Handtasche) passten.

Aber auch das schickste Design löst ein Problem nicht. Wer nicht gelernt hat, wie er die Unterarmgehstützen (kurz: UAGST) richtig benutzt, ist von jeglicher Eleganz weit entfernt. Manche Patienten kommen sehr mühsam und ungelenk in die Sprechstunde gehumpelt.

Es ist extrem anstrengend und kraftraubend, ohne die korrekte Technik an Gehstützen sich fortzubewegen, jeden Moment kurz davor, das Gleichgewicht zu verlieren und hinzufallen. Die meisten Menschen an Stützen halten instinktiv das kranke Bein in Knie und Hüfte gebeugt in der Luft, das Knie vor dem Körperschwerpunkt, den Fuß dahinter. Alle Last wird auf die Arme übertragen, also die Stützen, und das gesunde Bein geht nicht, sondern es springt. Das muss alles gar nicht sein. Gehen mit Gehstützen ist wie Gehen ohne Gehstützen, nur dass in dem Moment, in dem normalerweise die kranke Extremität belastet werden würde, das Gewicht kurz auf die Arme verlagert wird.

Haben Sie Angela Merkel 2014 beim Neujahrsempfang der Sternsinger gesehen? Nach einer Beckenverletzung musste sie an französischen Gehstützen laufen, und sie demonstrierte vorbildlich, wie das geht. Keinerlei Anzeichen einer drohenden Staatskrise auf Krücken.

Welche Technik aber lässt das Gehen an Stützen leicht und harmonisch werden?

Die übliche Methode ist der Drei-Punkt-Gang. Er wird angewandt, wenn ein Bein nicht voll belastet werden darf. Ausgangsposition ist der gerade Stand, Gewicht auf einem Bein und zwei Stützen, die neben dem Mittelfuß aufgesetzt werden. Jetzt der erste Schritt! Dazu werden beide Stützen circa 30 Zentimeter voraus auf dem Boden aufgesetzt. Anschließend wird der kranke Fuß mittig zwischen den Stützen platziert, dabei darf die Sohle den Boden berühren. Der Körperschwerpunkt wird durch Verlagerung des Gewichtes auf die Stützen nach vorne gebracht. Das kranke Bein wird nur so viel belastet, wie es entweder schmerzfrei tragen könnte oder vom Operateur / Arzt gestattet wurde. Im gleichen Moment stößt sich das gesunde Bein ab, schwingt durch und setzt nach einem normal weiten Schritt auf. Für den kurzen Moment der Schwungphase tragen die Stützen das maximale Gewicht. Jetzt liegt das Körpergewicht wieder auf dem gesunden Bein, krankes Bein und Arme sind noch hinter dem Körper, schwingen jetzt aber erst oben, dann unten wieder circa 30 Zentimetervor das andere Bein und leiten den nächsten Schritt ein.

So entsteht ein ganz normales Gangbild, welches maximal effizient ist. Ohne Gewackel und mit eleganter Schrittfolge. Dazu müssen die Stützen natürlich auf die korrekte Länge eingestellt sein. Diese liegt ungefähr so, dass die Griffe auf Höhe der vorderen Hosentaschenoberkante liegen.

Der Vier-Punkt-Gang ist geeignet, wenn eine Vollbelastung erlaubt ist, gut vertragen wird und nur etwas Unterstützung zur Sicherheit notwendig ist. Dann wird bei normalem Gangbild immer die rechte Stütze zusammen und auf gleicher Höhe mit dem linken Fuß und die linke Stütze mit dem rechten Fuß aufgesetzt.

Mit diesen Techniken haben dann Hund, Katze und Maus wieder das Nachsehen!

Füße als Hände – Ungeahnte Möglichkeiten

Sind Hände nicht funktionsfähig oder nicht vorhanden, können Füße fast genauso effizient einspringen. Vor allem bei angeborenen Fehlbildungen der oberen Extremität lernt das Kind früh und subjektiv völlig normal, die Füße als feines Greifwerkzeug einzusetzen. Was Füße als Hände leisten können und welche Widrigkeiten sich dem entgegenstellen, zeigt der Fußfilm schlechthin: »Mein linker Fuß«. Basierend auf der wahren Geschichte von Christy Brown wurde die Autobiografie 1989 verfilmt. Christy Brown wurde als Zehntes von 22 Kindern in Dublin geboren. Er litt an einer schweren Bewegungsstörung namens

Athetose. Dabei liegt eine Störung in einer Gehirnregion namens Basalganglien vor. Die Betroffenen können ihre Muskeln schwer kontrollieren und führen unwillkürliche, schraubenartige Bewegungen aus. Durch intensive Förderung seiner Mutter, die an den Jungen glaubte, konnte Christy schließlich nicht nur seinen linken Fuß kontrolliert einsetzen, sondern sogar zeichnen und schreiben. Sein Darsteller im Film, Daniel Day-Lewis, erhielt für diese Rolle den Oscar als bester Hauptdarsteller.

»Wozu brauche ich Füße, wenn ich Flügel habe?« (Frida Kahlo)

Handicap ist nicht nur die fehlende Hand, sondern die Umwelt, die nicht auf gleichzeitig greifende und laufende Füße beziehungsweise auf den Einsatzradius von Füßen eingestellt ist. Wenn Füße die Funktionen von Händen übernehmen müssen, offenbart sich ein ganz neues Spektrum von Leistungsfähigkeit, das der »Gesunde« niemals ausschöpft. Der 08/15-Chirurg ist ja froh, wenn er, bereit zum Einsatz im OP, die Hände steril in die Luft haltend, mit den Füßen einen heruntergefallenen Tupfer vom Boden greifen, aufheben und in den Mülleimer befördern kann.

Füße können auch in Einzelteilen als Hand fungieren. Nach Daumenamputationen werden bisweilen Zehen als Ersatzdaumen transplantiert und leisten gute Dienste. Die Großzehe entspricht etwas mehr der Form und Funktion des Daumens. Ihr Fehlen beeinträchtigt aber die Stabilität des Ganges und Funktion des Fußes, sodass, wenn möglich, lieber die zweite Zehe als Ersatz-Daumen verwendet werden sollte.

Füße als Hände erledigen nicht nur Alltagsaufgaben, sondern werden auch künstlerisch tätig. Auf den Seiten des »Verlags der Mund- und Fußmalenden Künstler« kann man sich anschauen, wozu Füße fähig sind.

Die Herausforderungen der Moderne

Heutzutage stecken wir unsere Füße für den größten Teil ihrer Lebenszeit in Schuhe. Doch nicht nur im Jahr 2019 haben wir bei der Auswahl unserer Schuhe die Qual der Wahl. Bereits die Römer trugen nicht nur ihre berühmten Schnürsandalen, sondern Schuhe von unterschiedlicher Qualität, Stil, Größe und Preis.

2016 wurden 421 römische Schuhe gut erhalten in der nordenglischen Ausgrabungsstätte Vindolanda geborgen, sie stammen aus dem Jahr 211 nach Christus. Die Forscher fanden breite Schuhe für Männer, schmalere für Frauen, eine Art Flipflops mit Zehensteg (Solea), Clogs mit dicker Holzsohle fürs Bad, Stiefel und Hausschuhe (Carbatina).

Besonders die Fertigung der Hausschuhe aus einem einzigen Stück Rindsleder ohne Nägel unter den Sohlen erinnerte die Wissenschaftler an die Fertigung heutiger Fußballschuhe. Hat sich also seit fast 2000 Jahren in puncto Schuhe nicht viel getan? Obwohl wir heute zwischen Flipflops, Sandalen, Espadrilles, Loafer, Budapestern, Pumps, Heels, Peeptoes, Stilettos, Chelsea Boots und und und wählen können. Insgesamt existieren an die 100 Bezeichnungen für verschiedene Schuharten!

Apelles, ein Hofmaler Alexanders des Großen, hörte einmal, wie ein Schuster die Darstellung eines Schuhes auf einem seiner Gemälde kritisierte. Er sah den Fehler ein und korrigierte die Abbildung. Doch als der Schuster dann auch noch die gemalten Beine und anderes infrage stellte, riet ihm Apelles, »bei seinen Leisten zu bleiben«, sich also nicht anzumaßen, Dinge zu beurteilen, für die er kein ausgewiesener Experte sei. So ist die Geschichte durch Plinius d. Ä. überliefert.

Die Leisten, die ein Schuster denn auch benutzt, fertigt er individuell nach ausgiebiger Maßnahme und Abdrücken des Fußes sowie Begutachtung des bisherigen Lieblingsschuhs und Kundenwünschen an. Bis zum fertigen Schuh dauert es fast 300 Arbeitsschritte und vier Monate (hierzu gibt es eine schöne Dokumentation in der Serie »Sehenswert« von TV Berlin). Wer sich aber den Luxus maßgefertigter Schuhe nicht »leisten« kann, dem stellt sich lebenslang die Frage: Welcher passt? Oder sollen wir auf Schuhe ganz verzichten und lieber ausschließlich barfuß laufen?

Wo drückt der Schuh?

Sind Schuhe Foltergeräte, oder braucht's zum Fußglück einfach nur den perfekten Schuh? Schuhe tragen wir Menschen schon seit circa 40 000 Jahren. Einen Urschuh oder Prototypen fanden Archäologen jedoch nicht. Im Bedürfnis, die Füße gegen Kälte, Nässe und Untergrund zu schützen, wickelten sich unsere Vorfahren Tierhäute und Felle um. Ab der Antike begann dann das eigentliche Zeitalter der Schuhe und setzte sich über das Mittelalter bis heute fort.

Ötzis Hightechlatschen

Die ältesten bekannten Schuhe gehören wohl Ötzi. Als 2003 im Offenbacher Ledermuseum eine Rekonstruktion seiner Treter präsentiert wurde, sah die Öffentlichkeit mit Heu gefütterte Schuhe mit einer Sohle aus dünnem Bärenleder. Der Innenschuh bestand aus einem Heu-Zwirngeflecht, der Außenschuh aus Hirschleder. An der Ferse jedoch zeigte sich kein Leder, sondern nur ein Lindengeflecht (dieses Detail variiert je nach Rekonstruktion). Und Experten wiesen dem Schuh sogar bessere Qualitäten als modernen GoreTex-Bergschuhen zu. Der Museumsdirektor und ein Schuhingenieur erläuterten, dass das vor 5000 Jahren getragene Modell zwar nicht wasserdicht gewesen sei, aber Feuchtigkeit gut habe ableiten können. Das Klima im Schuh sei daher stets angenehm temperiert, warm und trocken gewesen. Zudem sei der Schuh optimal auf die nasskalte Umgebung angepasst gewesen, in der Savanne oder Wüste wäre er allerdings nicht komfortabel gewesen. Das »Futter« aus Heu hielt jedoch nur wenige Tage und musste ersetzt werden, um weiterhin als Klimaanlage dienen zu können. Ötzi hätte also theoretisch immer einen Sack voll Heu mit sich führen müssen.

In den 1970er-Jahren war auch Reinhold Messner die Wichtigkeit eines gut sitzenden und funktionierenden Schuhs sehr bewusst. Für seine Expeditionen fertigte er mit einer Sportartikelfirma besonders leichte und trotzdem stabile Trekkinglederstiefel mit einer Noppenprofilsohle (und drei Streifen) an, die er auf den schneefreien Abschnitten seiner Touren trug. Die zusätzliche Besonderheit dabei: Messners Füßen fehlten seit 1970 nach der abgebrochenen Nanga-Parbat-Expedition einige Zehen – dem zusätzlichen Platz und der daraus folgenden isolierenden Luftkammer schreibt er es wohl zu, dass später keine Zehen mehr verloren gingen. Die eigentlichen Bergstiefel waren dann aus Leder, doppelt so schwer wie heutige Bergstiefel, und sie wurden bei Nässe von außen und Schweiß von innen auf dem Berg nicht mehr trocken!

Die Firma mit den drei Streifen, 1954 allerdings noch ohne selbige, fertigte auch die Schuhe für das Wunder von Bern. Im strömenden Regen des Finalspiels in Bern sollen unter anderem diese leichten und mit Stollen versehenen Schuhe zum Sieg gegen Ungarn verholfen haben.

Vom Pedoskop zum 3-D-Scanner

Nach der Entdeckung der Röntgenstrahlen durch Wilhelm Conrad Röntgen 1895 wurden die Strahlen recht unbedenklich angewandt. Jacob Lowe, ein amerikanischer Arzt, meldete 1919 ein Patent für sein »Foot-O-Scope« an. Fast zur gleichen Zeit wurde in Großbritannien unter dem Namen »Pedoscope« ebenfalls ein Gerät entwickelt, mit dem die Lage des Fußes in der Passform des Schuhs abgebildet werden konnte. Man sah sofort, ob ein Schuh zu groß war oder drückte oder Fuß- und Schuhform gar nicht zusammenpassten.

Vor allem der Schuhkauf für Kinder sollte so leichter gemacht werden. Auch moderne Studien sprechen davon, dass bis zu 80 Prozent aller Kinderschuhe nicht richtig passen, doch glücklicherweise kommt heute niemand mehr auf die Idee, Kinderfüße zu verstrahlen. Dennoch bleibt die passende Schuhgröße ein Problem. Schuhwerk für die Kleinen muss biegsam sein und sich dem Fuß anpassen. Einlagen oder besonders festes Schuhwerk sind dagegen hinderlich. Und gute Schuhe sind nicht billig, sodass die Versuchung, »auf Vorrat« zu kaufen, groß ist. Laut einer aktuellen Erhebung laufen über 40 Prozent aller Kinder in zu großen Schuhen herum. Allerdings bedeuten zu große Schuhe eine höhere Gelenkbelastung und einen möglicherweise veränderten Gang. Eltern sollten daher versuchen, regelmäßig die Schuhe zu prüfen, und »Lieblingsschuhe« in der passenden Größe nachkaufen.

Doch damals machte man sich über die Schädlichkeit von Röntgenstrahlen im Allgemeinen und am wachsenden Körper im Besonderen keine Gedanken, Strahlenschutz kannte man noch nicht. Die Strahlendosis betrug bis zum 20-Fachen einer heutigen Röntgen-Thorax-Aufnahme (entspricht angenähert der natürlichen Strahlung eines Interkontinentalfluges). Bis in die 1960er-Jahre standen solche Geräte regelmäßig in Schuhgeschäften, in der BRD erfolgte mit der Röntgenverordnung 1973 das Verbot dieser Apparate. Heute kann ein solches Pedoskop beispielsweise im Physikmuseum in Salzburg besichtigt werden.

Babyfüße mögen klein und zerbrechlich aussehen. Doch schon früh eignen sie sich trotzdem zur großen Leistung des Laufenlernens. Das klappt am besten ganz ohne Stützmittel wie sogenannte »Lauflernschuhe«. Diese stören sogar die gesunde Entwicklung der Füße, meinte der Professor für Kinderheilkunde an der LMU München, Dr. Berthold Koletzko: »Schuhe hindern die Füße am Tasten und Greifen. Dadurch bleiben dem Kind wichtige sensorische Reize und Empfindungen und damit zusätzliche Wahrnehmungsimpulse für sein Gehirn vorenthalten. Schuhe braucht der Mensch nur zum Schutz gegen Kälte, Hitze und Verletzungen«, sagte er in einem Interview.

Schuhe sind also nur nötig, wenn der Fuß vor äußeren Einflüssen geschützt werden muss. Also wenn das Kind beginnt, sich eigenständig draußen zu bewegen, denn im Gegensatz zum ebenen Boden im Haus lauern im Gelände Unebenheiten und Schrägen. Durch sie wird die Muskulatur der Kinder herausgefordert, sich zu entwickeln und Koordination, Gleichgewicht und Kondition auszubilden, damit der Gang vorwärts sicher wird. Und nicht nur vorwärts! Immer wieder gibt es Meldungen, dass Kindergartenkinder heute motorisch viel schlechter entwickelt seien als noch vor 30 Jahren. Oder dass 80 Prozent der Kinder heute nicht mehr rückwärts laufen könnten, in den 1980ern waren es noch 30 Prozent. Während Kinder früher auf Bäume kletterten und über Feld und Wiesen rannten, sitzen sie heute zu viel vor Tablets, Spielkonsolen und Fernsehern, bewegen sich im Umkreis der Wohnung und auf asphaltierten Wegen, wenn sie nicht sowieso zur Schule und zurück gefahren werden.

Ein Kind muss beim Laufenlernen den Boden spüren. Wenn Eltern sich für Krabbelschuhe oder Lauflernschuhe entscheiden, sollten diese aus weichem Material bestehen, atmungsaktiv und leicht sein, ausgestattet mit einer flexiblen, aber rutschfesten Sohle.

Zu meiner Lauflernzeit trug ich Hüttenschuhe und steckte in einer Art Gehstall. Wenn ich heute durch die Klinik laufe und die älteren Personen an ihren Rollatoren sehe, erkenne ich da durchaus eine Ähnlichkeit. Am Anfang und am Ende unseres Lebens brauchen wir Hilfe beim Gehen, weil wir uns auf unsere Füße, Muskeln, Koordination und dreidimensionale Sicht noch nicht oder nicht mehr verlassen können. Dank Glöckchen an meinem Laufstall wusste jeder, wo ich gerade war. Als ich ohne das Gestell zurechtkam, verlor ich beim Laufen auch schon mal einen Schuh und rannte fürs bessere Gleichgewicht mit einem Ball in der einen und einem Teddy in der anderen Hand herum. Manchmal hatte ich dazu auch eine Mundharmonika im Mund, in die ich, vor Anstrengung schnaufend, hineinpustete: Lassen Sie mich durch, ich werde Arzt!

Und wie findet sich nun der richtige Schuh?

So verlockend es sein mag, vor allem nach dem Äußeren des Schuhs zu gehen, zählen doch die inneren Werte. Obwohl, ganz richtig ist das nicht! Einigen wir uns lieber darauf, dass Anatomie des Schuhs und Anatomie des Fußes in Einklang stehen müssen.

Hilfreich ist erst mal ein Blick auf den eigenen, belasteten Fuß. Also Socken aus und hinstellen! Wer mag, kann sich auch auf ein Blatt Papier stellen und den Umriss des Fußes von einem Helfer mit einem Stift umfahren lassen.

Was zeigt sich nun auf dem Papier? Was hat das mit Ihren Schuhen zu tun? Ganz einfach, ein quadratischer Vorfuß passt einfach nicht in einen spitzen Schuh. Man (Frau) kann ihn zwar dennoch hineinquetschen, sollte dann aber gleich im Kapitel »Ballenzeh/Hallux valgus« weiterlesen.

Ganz wunderbar würde ein römischer Fuß aber in die oftmals als Quadratlatschen belächelten ›gesunden‹ Sandalen hineinpassen. Bei griechischen Füßen braucht es etwas mehr Länge, damit die zweite Zehe nicht anstößt. Der ägyptische Fuß hat es rein von der Passform her oft noch am einfachsten, den gut sitzenden Schuh zu finden.

Die Schuhgröße, also die Länge des Schuhs, sollte stets etwas größer sein als die reine Länge des Fußes unter Belastung. Gemeinerweise sind rechter und linker Fuß oftmals nicht gleich lang, Schuhe werden aber nur als Paar gleicher Größe verkauft!

Im Laufe des Tages – beziehungsweise unter Belastung, denn mit der Tageszeit hat das eigentlich nichts zu tun – wird der Fuß etwas länger und breiter. Also erst spazieren gehen, dann shoppen!

Sind Schuh und Fuß sich bei den Rahmenbedingungen einig geworden, sollte bei Schuhen mit einer mehrteiligen Sohle wie zum Beispiel Wander- und Sportschuhen darauf geachtet werden, ob die Sohle auch genau dort einknicken kann, wo der Fuß des Läufers beim Abrollen knickt, nämlich zwischen Mittelfuß und Zehen. Plateauschuhe mit ihrer dicken Sohle verhindern das Abrollen komplett, »Barfuß«-Schuhe besitzen eine ganz dünne Sohle, die den Fuß schützt, ihm aber sonst seine Freiheiten lässt. Daneben sollte der Schuh auf die gewünschte Torsionsfestigkeit geprüft werden, indem der hintere Teil gegen den vorderen verwunden wird. Bergschuhe sollten eine eher starre Sohle besitzen, Schuhe für Sportarten, bei denen Kraft gezielt innen oder außen eingesetzt werden muss, eher eine weiche.

DIE It-Schuhe auf den Fashion Shows im Herbst 2018 waren Zehenschuhe mit abgetrenntem Fach für die Großzehe. Solche Zehenschuhe kannten bis dahin Outdoor-Freaks. Hier steckte allerdings eine funktionell nachvollziehbare Idee dahinter. Doch wozu trennen, was zusammengehört? Während zehentrennenden Socken der Nutzen der besseren Schweiß-Absorption und Reibungsverminderung von Haut gegen Haut (dafür dann mit mehr Reibung von Haut an Stoff) anheimgestellt werden kann – aber was sollen Zehenschuhe bringen?

Die Theorie besagt, dass sie dem Barfußgang sehr nahekommen. Dabei liegt der Vorteil jedoch nicht nur darin, dass die Zehen einzeln arbeiten können, sondern dass die Sohle des gesamten Schuhs aus Gummi besteht und sehr weich ist, mehr eine Hülle für den Fuß als ein Schuh. Die einzelnen Zehenmuskeln können aktiviert werden, aber gleichzeitig ist der Fuß geschützt vor Verletzungen (Glasscherben, Dornen et cetera) und Schmutz (wer möchte schon im Straßenverkehr barfuß laufen). Durch die »natürliche« Aktivierung der Muskulatur sei das Gehen anstrengender als im steifsohligen Rundum-Schuh mit positiven Auswirkungen auf die Muskulatur des gesamten Beines und den Rücken.

Sicher sind die Zehenschuhe nicht für jeden geeignet, denn mancher »dicke Onkel« passt einfach nicht in das für ihn vorgesehene Kompartiment, und manch kleine Zehe ist zu klein für das ihrige. Aus ärztlicher Sicht: Wem die Schuhe passen und wer sich wohl darin fühlt – warum nicht?

Das Barfußgefühl und eine muskuläre Aktivierung der Einzelzehen gilt übrigens nicht für die Haute-Couture-Versionen der Zehenschuhe – die würde ich eher unter die Rubrik Foltergeräte einordnen, da das Sohlenmaterial zum Abrollen zu hart und die Kompartimente aus Leder zu unelastisch für ein angenehmes Tragegefühl sein dürften – aber ich habe noch keinen probiert ...

Selbst in unseren Tagen haben wir also das Problem, wie der passende Schuh für jeden Fuß zu finden ist, immer noch nicht so wirklich perfekt gelöst.

Mittlerweile gibt es Bestrebungen, Kinder- und Erwachsenenfüße mittels 3-D-Scanner zu vermessen. Ideen gehen von einer Software aus, die die gemessenen Werte mit einer Datenbank eingelesener Schuhinnenmaße vergleichen könnte, bis zu angeschlossenen 3-D-Druckern, die den individuellen Leisten herzustellen vermögen. Zum Masseneinsatz sind die Techniken noch nicht tauglich, individuelle Lösungen, zum Beispiel druckfreie Sohlen für Diabetiker, können auf diese Art und Weise aber schon hergestellt werden.

Diabetiker haben besonders empfindliche Füße. Zum einen sind Haut und Weichteile anfällig für Verletzungen, weil die Durchblutung schlecht ist; zum anderen sind auch die Nervenleitungen »zuckerverklebt«, sodass solche Verletzungen oder drückende Stellen nicht bemerkt und gespürt werden. Und auch die Statik des Fußes erweicht wie ein Kotelett, das in Cola gebadet wird. Die Gewölbe geben nach, und im schlimmsten Fall hängt der Fuß durch wie eine Hängematte. Auf all diese Miseren können spezielle Schuhe (mehr oder weniger gut) eingehen. Sie müssen besonders gut gepolstert und der Fußform angeglichen sein und auch regelmäßig überprüft und angepasst werden. Um den Fuß zu stützen, dabei aber nicht zu drücken, braucht es viel Know-how. Leider sind die Kräfte, die den diabetischen Fuß verformen, so groß, dass es selbst nach korrigierenden operativen Maßnahmen nicht selten wieder zum Formverlust kommt. Manchmal brechen sogar die Platten oder Nägel, die dabei eingesetzt wurden, einfach durch!

Apropos Nägel: Schauen Sie gerne Thriller? Haben Sie etwa die Verfilmung der Millennium-Trilogie von Stieg Larsson gesehen? Im Showdown tackert die Protagonistin ihren Widersacher mit einer Nagelpistole am Boden fest!

Damit das im Arbeitsalltag nicht passiert, gibt es arbeitsschutzrechtliche Regeln der Berufsgenossenschaften, die Fußschutz, Arbeitsschuhe und Sicherheitsschuhe und Schutzschuhe für verschiedene Tätigkeitsbereiche festlegen. In Bereichen, wo mit einem höheren Verletzungsrisiko gerechnet werden kann, ist der Arbeitgeber nach diesen Maßgaben verpflichtet, entsprechendes Schutzmaterial zur Verfügung zu stellen. Diese Schuhe beziehungsweise Stiefel zeichnen sich dann beispielsweise durch Zehenkappen aus Stahl, durchtrittsichere Sohlen, Kälte-/Wärmeisolation, Knöchelpolster oder Profile aus.

Mich besuchte einmal ein Arbeiter in der Notaufnahme, dem durch Schuh und Fuß ein rostiger Nagel ragte. Er war beim Dachdecken von der Baustelle gefallen. Wir mussten den Nagel abflexen, um den Schuh und dann im OP-Saal den Nagel aus dem Fuß zu entfernen. Große Fremdkörper beziehungsweise Gegenstände, die tief im menschlichen Körper stecken, sollten übrigens nie spontan durch Ersthelfer herausgezogen werden. Denn vielleicht liegt der Fremdkörper so in oder an einem Blutgefäß, dass eine Blutung zunächst nicht entsteht, beim Entfernen jedoch schon. In diesem Fall ging es aber gut aus, glücklicherweise infizierte sich die Wunde nicht, der Nagel war auch genau zwischen den Mittelfußknochen hindurchgegangen, ohne diese zu zerbrechen. Und der Arbeiter ging nie wieder in Turnschuhen auf die Baustelle.

Mit Stahlkappen verstärkte Schuhe haben sich auch bewährt, wenn Baustellenfahrzeuge unbeabsichtigt über die Füße der Arbeitskollegen rollen. Wobei es mich immer wieder erstaunt, dass auch bei vielen Passanten, denen ein Autoreifen über den Fuß gerollt sein soll, verhältnismäßig öfter keine anderen Verletzungsfolgen gefunden werden als schwere Verrenkungsbrüche mit erheblichen Weichteilquetschungen.

High Heels

Liebe Leserinnen und natürlich geneigte Leser, sind wir mal ehrlich: High Heels eignen sich hervorragend dazu, um kurzzeitig dekorativ darin herumzustehen und sich dann schnell mit elegant verschlungenen Beinen zu setzen. Aber zum Laufen oder gar Rennen sind sie eher ungeeignet. Nun ja, wer schön sein will, muss eben leiden.

Liebe übrige Leser, sind wir mal ehrlich: High Heels können verdammt sexy sein, nichts ist aber weniger sexy als ein weibliches Wesen, das herumstakst wie ein Fohlen mit Tetanus.

Durch den hohen Absatz wird die gesamte Biomechanik unseres Ganges ad absurdum geführt. Statt die dicke Ferse mit der Hauptlast unseres mindestens 50 Kilogramm schweren Körpers zu beschäftigen, zwingen wir in High Heels unsere Zehen und vor allem die Gelenke zwischen Mittelfuß und Zehen mit unserem Körpergewicht in die Knie (siehe auch Abbildung 7, Hammerzehe).

Der Hebel, der beim Gehen auf die Fußgelenke wirkt, wird enorm vergrößert. Sie kennen das Hebelgesetz ja schon aus dem Anatomiekapitel. Ohne jetzt in die Physik abschweifen zu wollen – aber eine normale Höhe des Fersenbeines von zwei Zentimetern über dem Boden (durch das Fett der Sohle) wird je nach Höhe des Heels auf »mäßige« 12 bis extreme 20 Zentimeter verlängert. Da Last × Lastarm = Kraft × Kraftarm …, wird bei gleichbleibendem Kraftarm die Kraft, die auf den Mittel- und Vorfuß wirkt, auf das bis zu Zehnfache erhöht. Da ist die Parole »High Heels strecken das Bein, betonen die weiblichen Rundungen und machen den Gang sexy« schön und gut – gesund ist es aber nicht.

Es gibt allerdings durchaus auch Schuh-Designer, die Form, Funktion und Optik zu vereinen suchen. Bekannt geworden ist in den letzten Jahren Chie Mihara, eine brasilianische Designerin mit japanischen Wurzeln, die bei einem Orthopädiemechaniker in die Lehre gegangen ist und in ihren Schuhen Bequemlichkeit, Ergonomie und Schönheit vereint.

Wer in die Höhe strebt, kann das auch mit Plateauschuhen tun. Das ist weniger belastend durch die auch vorne erhöhte Sohle. Aber Obacht mit der Balance!

In einem Ratgeber von 1830 doziert ein anonymer Armeechirurg über die Wichtigkeit guten Schuhwerkes, und dass der Schuh dem Fuß angepasst werden muss, nicht umgekehrt. Und dann schreibt er: »Die Damen tragen High Heels in einem Wunsch, einen Irrtum der Natur gegen die Autorität des göttlichen Erschaffers zu begradigen und den Füßen eine schmalere und modischere Form zu geben. Diese Bemühungen sind frustran und wenig vorteilhaft, und das Ergebnis sind Blasen und Wucherungen und ein verkrüppelter und watschelnder Gang.«

Gehen wir noch weiter in die Vergangenheit, landen wir beim chinesischen gebundenen Fuß!

Er hatte angeblich einen ähnlichen Effekt auf den Gang wie moderne High Heels. Mädchen der chinesischen Upperclass wurden ab dem Alter von vier Jahren, in denen der hauptsächlich knorpelige Fuß noch gut verformbar ist, die Füße gebunden. Erstes Ziel war, die Zehen nach unten umzubiegen, zweites, den Vorfuß zu verkürzen. Der Effekt des Gehens auf diesen verformten Füßen? Genau das, was die Frau der Moderne in High Heels anstrebt: die Betonung der Vorzüge des weiblichen Körpers. Doch immerhin können wir die Heels ausziehen, die armen gebundenen chinesischen Füße jedoch blieben verkrüppelt. Die dazugehörigen Unterschenkelmuskeln waren verkümmert und die Waden schlank, die Oberschenkel und das Gesäß dagegen kräftig. Ob das besonders verführerisch aussah, ist zu bezweifeln.

Ballett

Der Dichter John Dryden beschrieb den Tanz als »die Poesie des Fußes«. Doch langfristig ist es wohl eher eine Höllenbelastung. Ob Blasen, Druckstellen, Schwielen oder blutige Zehen – Ballettfüße müssen vieles aushalten. Spitzentanz ist die Extremversion von High Heels ohne Heels.

Als die Ballerina und Fotografin Darian Volkova auf ihrem Instagram-Account Bilder ihrer Füße postete, schrieb news.de im Titel: »WIDERLICH! So eklig sind die Füße einer Ballerina!« Andere fanden das Foto offenbar wunderbar, denn Darian Volkova erhielt dafür mehrere International Photo Awards.

Was so einfach und schwerelos ausschaut, ist jedoch in jeder Hinsicht Hochleistungssport. Ballett ist geradezu der Mount Everest der Fußfunktion. Schon bei den fünf Grundpositionen des Balletts stehen die Füße im Fokus. Während wir im Alltag mehr oder weniger abrollen, sind beim Ballett ständig alle Gelenke und Muskeln in Aktion. Nur der bis in die Zehenspitzen gestreckte Fuß besitzt die absolute Eleganz. Da Ballett meist von früher Kindheit an betrieben wird, passen sich die Knochen und Gelenke den Herausforderungen insbesondere des Spitzentanzes an. Die Mittelfußknochen eins bis drei zeigen eine besonders dicke Knochenstruktur oder auch einen größeren Durchmesser.

Beim Spitzentanz werden die Füße in spezielle Spitzenschuhe geschnürt. In ihrer Spitze sitzt eine Box, auf deren ovalem Ende die Ballerina balanciert. Auch die Sohle ist relativ hart und stützt den Fuß. Diese Box besteht zum Beispiel aus mehreren Schichten Leder, Jutegewebe und Gips. Durch die Wärme des Fußes passt sich die von innen nach außen geschichtete Box dem Fuß an, bleibt aber trotzdem stabil. In diese Box passt am besten ein Fuß römischer oder ägyptischer Form, dann kann das Gewicht am besten verteilt werden. Die Zehen sind maximal gestreckt und weichen etwas nach außen. Die Last liegt dann im Idealfall gleichmäßig auf den ersten drei Zehen beziehungsweise Mittelfußknochen, oft nur den ersten zwei. Manchmal kreuzen sich die Zehen auch, ideal ist aber, dass alle Zehen nebeneinander in der Box stehen.

Das Innere der Box kann bei Anfängern mit einem Silikonkissen gepolstert werden, dadurch geht allerdings Gefühl verloren. Da die Box lebenswichtig für die Unterstützung des Fußes ist, zertanzen Tänzerinnen des Royal Ballet nicht selten ein individuell für ihre Füße gefertigtes Paar pro Aufführung oder Klasse. Im Gegensatz zu ihren männlichen Kollegen, die auf gebeugten Zehenspitzen stehen, sind die Fußspitzen einer Ballerina auf Stabilität gedrillt. Spitzentanz ist ab einem Alter von circa zehn Jahren möglich, wenn vorher die Spannkraft des gesamten Körpers regelmäßig trainiert wurde. Die Muskeln des Fußes müssen in der Lage sein, bei gestrecktem Fuß die Zehen gerade in den Boden zu pressen. Anatomische Voraussetzung ist, dass der Fuß so gestreckt werden kann, dass mindestens eine gerade Linie vom Schienbein bis zur großen Zehe gezogen werden kann, am besten sogar die Wölbung des Spanns so ausgeprägt ist, dass die Zehen unter dem Körperschwerpunkt des gestreckten Körpers zu liegen kommen.

Wenn der Balanceakt auf der Spitze richtig beherrscht wird, verursacht er per se keine Schmerzen. Trotzdem werden Haut, Muskeln und Gelenke natürlich stark beansprucht.

Laufbandanalyse?

Im Sprachgebrauch vieler Freizeitsportler geistern die Begriffe Pronierer (Nach-innen-Einknicker) oder Supinierer (Nach-außen-Wegknicker) herum, und diese modernen Läufer sind überzeugt, sie bräuchten speziell verstärktes, den Fuß in eine bestimmte Richtung zwingendes Schuhwerk.

In den 1990er-Jahren wurden daher massive Sportschuhe mit mehrschichtiger Sohle und relativ hohem Absatz mit dem Konzept »Stützen, Dämpfen, Führen« als notwendig angesehen. Das Innengewölbe sollte vor dem Einknicken gestützt werden, der Fersenaufprall gedämpft und der Abstoß geführt. Dabei wurde der natürliche Bewegungsmechanismus des Fußes, seine dreidimensionale Abrollbewegung, in eine unnatürliche Bewegung gezwungen. Das Absinken des Fußgewölbes im Moment des Fersenaufsetzens wirkt als natürlicher Stoßdämpfer. Ein zu dicker Absatz verschlechtert die Hebelwirkungen auf die Fußgelenke.

Sinnvoller wäre der heutigen Expertenmeinung nach, mehrmals um das Geschäft herumzujoggen oder die Schuhe zum Laufbandtraining mitzunehmen und das Gefühl entscheiden zu lassen.

Die Laufbandanalyse im Geschäft ist meist sehr grob ausgerichtet, die Geräte können allein preislich gar nicht denen in sportwissenschaftlichen Einrichtungen für Profisportler entsprechen, und die Interpretation der Messungen ist stark von der Schulung der Mitarbeiter abhängig.

Studien haben gezeigt, dass ein Läufer spürt, ob der Schuh passt, wenn er damit einige Minuten läuft – und das sogar mit der gleichen Zuverlässigkeit wie die aufwendigen sportwissenschaftlichen Analysegeräte.

Der Trend bei Laufschuhen geht heutzutage zur dünnen Sohle, die Dämpfung soll allein den Unterschied zwischen Asphalt und Waldboden ausgleichen, den Rest schafft das Wunderwerk Fuß schon allein.

Die einzigen Füße (neben den diabetischen Füßen), die sowohl im Alltag als auch beim Sport wirklich Schwierigkeiten haben, den gut passenden Schuh zu finden, sind Spreizfüße. Diese sind im Vorfuß breit, und die Ferse ist sehr schmal. Der 08/15-Schuh ist daher entweder vorne zu eng oder hinten zu breit, und die Ferse findet keinen Halt, was wiederum die Achillessehne nicht lustig findet.

Ein zu ausgeprägtes Einknicken nach innen (Über-Pronieren) und das Wegknicken nach außen (Supinieren) ist meist durch eine zu schwache Fußmuskulatur bedingt. Daher sollte statt starrer Schuhe oder rigider Einlagen vor allem das Fußgewölbe gekräftigt werden. Anfangs kann eine Unterstützung durch Einlagen sinnvoll sein. Durch Training der Fußmuskulatur und Reaktivierung des natürlichen Bewegungsablaufes werden diese aber meist nur kurzfristig gebraucht. Spezielle Fußgymnastik (siehe dort) und Barfußlaufen bauen die Muskulatur auf. Langstreckenläufer benutzen zum Training daher gerne wechselnde Schuhpaare. So wird die Fußmuskulatur immer unterschiedlich beansprucht und herausgefordert. Schuhe mit einem Memory-Foam-Effekt bieten dem Fuß dagegen immer das gleiche Bett, das für immer gleiche Beanspruchung der Muskulatur sorgt.

Trend zum Barfußlaufen?

Die wenigsten Bundesbürger würden auf Anhieb 20 Kilometer schaffen, möchte ich unterstellen. Mit oder ohne Schuhe.

Stellen wir uns einfach vor, wir laufen barfuß am Strand entlang. Welchen Effekt hat das auf unsere Füße, Beine, Hüften und Rücken?

Erstens kommen unsere Füße mal an die frische Luft. Sie werden dabei richtig durchgeschrubbt. Sand heftet sich an die Haut und wird beim nächsten Wellengang fortgespült, eine neue Sandschicht legt sich an und wird wieder abgerieben. Welch ein wundervolles Peeling für die Haut!

Je nach Charakter des Strandes und Nähe zur Wasserkante sinken wir mit der Ferse beim Auftreten tief ein und müssen die Muskeln feste aktivieren, um unser Körpergewicht voranzuhebeln und um uns dann auch aus dem weichen Sand kraftvoll abzustoßen. Die kleinen Fußmuskeln, aber auch Waden und Oberschenkelmuskeln, ja sogar die Rumpfmuskulatur werden gefordert und gefördert. Nach einem langen Spaziergang am Strand ist ein Muskelkater durchaus erklärlich.

Die appetitanregende Wirkung eines ausführlichen Strandspazierganges darf dann nicht nur der frischen Seeluft zugeschrieben werden, sondern natürlich auch dieser vermehrten Muskelarbeit. Wer am Strand ein Lauftraining absolviert, der verschärft die Intensität der körperlichen Betätigung deutlich.

Und wer sich im Urlaub lieber im Pool bei der Wassergymnastik animieren lässt, auch für den gibt es gute Nachrichten: Durch den Auftrieb des Wassers sinkt die statische Belastung der Gelenke auf zehn Prozent des Körpergewichtes. Das bedeutet, wessen Füße an Land 100 Kilogramm Körpergewicht schleppen müssen, der kann sich im Wasser über lächerliche zehn Kilogramm freuen. Doch die dynamische Belastung, also die Kraft, die aufgebracht werden muss, um sich gegen die Wassermassen zu bewegen, die liegt deutlich höher als an Land. Dadurch wird die Muskulatur enorm beansprucht und gefordert.

Am Strand zu trainieren, im Wasser oder außerhalb, ist also förderlich für die Fuß- und Beinmuskulatur. Wie schaut es aber mit Barfußlaufen auf der Tartanbahn, im Stadion, bei Wettkämpfen aus?

Grundsätzlich sind Läufer in Disziplinen der Leichtathletik nicht dazu verpflichtet, Schuhe zu tragen! Die IAAF (International Association of Athletics Federations) legt in § 143.2 ihres Regelwerkes fest, dass »Athleten barfuß oder mit Schuhwerk an einem oder beiden Füßen starten dürfen. Zweck von Schuhen für den Wettkampf ist es, den Füßen Schutz und Stabilität zu geben und einen sicheren Halt auf dem Boden«.

Anders sieht das die FIFA, der Fußball-Weltverband.

Das ist aber auch verständlich, da durch Stollenschuhe der Mitspieler, das körperbetonte Spiel und auch die Wucht des Balles eine erhebliche Verletzungsgefahr für Zehen und Fuß besteht. Daher wurde der schuhlosen indischen Nationalmannschaft eine Teilnahme an der WM 1950 nicht gestattet, auch wenn sie bei den Olympischen Spielen 1952 barfuß antreten durften.

2014 verlor der Spieler Ross Clarke vom nordirischen Erstligisten Linfield FC während eines Zweikampfes beide Schuhe und spielte danach einen Pass, der zum Torerfolg führte. Dieser Treffer war eigentlich illegal, wurde vom Schiedsrichter aber dennoch gewertet.

In der Leichtathletik gibt es viele berühmte Barfußläufer. Eine davon ist die Südafrikanerin Zola Budd, die 1984 als Siebzehnjährige den 5000-Meter-Weltrekord verbesserte. Dies allerdings nur inoffiziell, da aufgrund der Apartheid Südafrika international boykottiert wurde. Zola Budd wechselte die Staatsbürgerschaft und konnte 1984 als Britin an der Olympiade in Los Angeles teilnehmen, im Rennen kam es aber zu einer Kollision mit einer Gegnerin, und sie wurde nur Siebte. Der Äthiopier Abebe Bikila wurde 1960 sogar Olympiasieger im Marathon – schuhlos – und wiederholte seinen Erfolg 1964, diesmal beschuht.

Heute sind Athleten ohne Schuhwerk selten. Einerseits hat auch in sogenannten »Entwicklungsländern« im Sport eine Professionalisierung stattgefunden, zweitens winken ja auch lukrative Werbeverträge für erfolgreiche Schuhläufer. Dennoch lief bei der Leichtathletik-WM in Peking 2008 der junge Jemenit Abdullah al-Qwabani die 5000 Meter barfuß. Der Sechzehnjährige wurde Letzter, dafür aber in neuer persönlicher Bestzeit und unter Jubel des Publikums.

Wenn sogar Weltklasseathleten ihre Wettkämpfe barfuß bestreiten – wäre das nichts für jedermann?

Eher nicht, sagen Orthopäden und mir bekannte Läufer. Unbedingt, auf jeden Fall, jubeln einige Begeisterte.

Wer barfuß läuft, verzichtet auf jegliche zusätzliche Dämpfung. Allein der eigene Fuß muss jeden Schritt abfedern. Das kann bei 42-Marathon-Kilometern zu viel sein. Ab und zu die Schuhe auszuziehen und barfuß zu trainieren kräftigt jedoch die Fuß- und Wadenmuskulatur und verbessert damit natürlich auch die sportliche Leistungsfähigkeit. Doch die Dosis macht das Gift, wie eigentlich überall in der Medizin.

Barfußlaufen muss sorgsam und langsam begonnen werden, wie im Übrigen auch das sportliche Laufen in Barfußschuhen. Zudem sollte der Laufstil angepasst werden. Die Rückfußtechnik sollte verlassen werden, und Anfänger sollten sich von einem Trainer beraten lassen, um den Mittelfußlauf oder Vorfußlauf zu üben. Andernfalls kann es zu Problemen mit der Achillessehne, der Plantarfaszie oder gar zu Stressfrakturen kommen, weil beim Vorfußlauf die Wadenmuskulatur mit Achillessehne und das Fußsohlenband stark beansprucht werden. Vor allem bei verkürzter Achillessehne kann es daher rasch zu Problemen kommen. Durch Abfangen und Abstoßen des Körpers auf dem Ballen beziehungsweise Mittelfuß können Stressfrakturen entstehen. Personen mit Schmerzen beim Laufen an der Schienbeinvorderkante jedoch profitieren von einem Barfußtraining, weil beim Laufen auf dem Ballen oder Mittelfuß das Körpergewicht stets am/vor dem Schwerpunkt liegt, der Oberkörper leicht vorgebeugt ist und so kein Dehnungsstress auf die Vorderseite des Unterschenkels wirkt – dafür auf die Rückseite.

Auf keinen Fall sollte der Technik- und/oder Schuhwechsel abrupt vorgenommen werden. Läufer, die umstellen wollen, sollten daher zunächst im Alltag barfuß gehen, dann kurze Trainingseinheiten absolvieren, verbunden mit Ruhetagen beziehungsweise Training in normalen Schuhen. Nur wenige Menschen haben von Natur aus ein so kräftiges und stabiles Fußgewölbe, dass sie langfristig enthusiastische »Nur-barfuß-Marathoni« werden sollten.

Manchmal muss es gar nicht das Extrem sein. Die heute üblichen ausgewiesenen Laufschuhe sind sowieso viel ebenmäßiger als noch vor zehn Jahren, wo massive Dämpfungen, Stützen und Führungen eingebaut waren. Der Absatz beträgt meistens nur gute zwölf Millimeter, oder anders ausgedrückt, der Höhenunterschied zwischen gedämpfter Ferse und flacher Vorfußsohle beträgt nur um die zwölf Millimeter, sodass diese Schuhe dem Fuß eine Dämpfung bieten, aber nicht mehr starr führen.

Und wenn wir eine Studie aus der Europäischen Zeitschrift für Sportwissenschaft von 2018 betrachten, die nachwies, dass selbst bei einem Marathon mit dämpfenden Schuhen ein Fuß mehr als eine Woche braucht, um sich wieder aufzurichten und Längs- und Quergewölbe auf den Ausgangswert zu bringen, dann können wir unseren Füßen ein bisschen Unterstützung gönnen.

Die nackte Wahrheit – das Barfuß-Experiment

Schon immer in der Geschichte von Forschung und Medizin haben sich Wissenschaftler Selbstversuchen unterzogen, um die Wahrheit zu finden. Die meines Erachtens unterdrückteste Person der diesbezüglichen Forschungsgeschichte war Herr Bonpland. Er musste ständig mit seinem »Kumpel« Alex von Humboldt Selbstversuche unternehmen. Nachdem sie an sich selbst die Höhenkrankheit beobachtet und mit Zitteraalen gespielt hatten, wollte Humboldt die Wirkung des Pfeilgiftes Curare erforschen. Die Hypothese, dass das Gift nur tödlich sei, wenn es direkt in die Blutbahn gelangte, traf günstigerweise zu. Sowohl Humboldt als auch Herr Bonpland, der trotz aller Traktate seines Chefs kein offenes Magengeschwür besaß, überlebten.

1929 unternahm Werner Forßmann den wohl berühmtesten medizinischen Selbstversuch der Geschichte. Trotz Androhung einer Gefängnisstrafe und als Zirkusnummer verlacht, schob der junge Mediziner sich selbst einen mit sterilem Olivenöl präparierten, dünnen Schlauch über die linke Ellbogenvene ins Herz und erfand dabei die Herzkatheter-Untersuchung. Als Dank schmiss ihn sein Chef, der berühmte Ferdinand Sauerbruch, kurzerhand raus. Zum Trost gab es später den Nobelpreis.

Das aktuellste bahnbrechende Experiment stammt aus dem Jahr 1984 und erhielt 2005 ebenfalls den Nobelpreis. Um zu beweisen, dass das Bakterium Helicobacter pylori Magengeschwüre verursacht, trank der australische Mediziner Barry Marshall ein volles Glas ebendieser Bakterien.

Er bekam tatsächlich Geschwüre im Magen, die er anschließend durch Antibiotika zu heilen vermochte.

»Man kann niemanden überholen, wenn man in seine Fußstapfen tritt.« (François Truffaut)

Während meiner Recherchen konnte ich nicht herausfinden, wie gesund oder schädlich Barfußlaufen denn nun wirklich ist. Zunächst durchforstete ich pubmed, das Google der Wissenschaft: Bei der Durchsicht medizinischer Studien fand ich keine, die Barfußlaufen durchweg als positiv ansah, beim Durchforsten des Internets viele Seiten, die Barfußlaufen als Nonplusultra der Gesundheit statuierten. Eine Studie von 2016 zeigte, dass Barfußlaufen Auswirkungen auf die Aktivierung der Muskeln der gesamten unteren Extremität und des Beckens hat. Manche Muskeln werden mehr, andere weniger beansprucht als beim Laufen mit Schuhen, die Beckenkippung und die Hüftbeugung werden vermindert. Aber ob das gut oder schlecht ist, stand da nicht. Eine andere Studie wies darauf hin, dass plötzliches Barfußlaufen ungewohnt und ermüdend für die Muskulatur sein und somit Verletzungen hervorrufen kann. Barfußlaufen sollte daher langsam begonnen und trainiert werden. Wieder eine andere Studie fand nach acht Wochen Barfußtraining keine allgemeingültigen biomechanischen Veränderungen, wobei eine Untergruppe der Probanden (25 Prozent) eine reduzierte Stoßbelastung beim initialen Aufsetzen des Fußes zeigte. Auch hier wurde auf die Notwendigkeit der Instruktion zum korrekten Barfußlaufen und zum Training hingewiesen. Außerdem wurden bei der Untersuchung von Barfußgehern und -läufern keine Langzeiteffekte, weder positiv noch negativ, gefunden, was biomechanische Faktoren oder allgemeine Gesundheitsaspekte anging. Einzig geringe mögliche Hinweise auf weniger Fußdeformitäten und -krankheiten wurden erbracht – nicht bewiesen.

Eine neuseeländische Studie wollte wissen, ob neuseeländische Kinder, die zu 50 Prozent barfuß laufen und spielen, Vorteile gegenüber ihren beschuhten Kameraden in anderen Ländern haben, fand aber keinen Unterschied in der Häufigkeit von Fuß- oder Beinbeschwerden – vielleicht braucht es hier eine Langzeituntersuchung, um zu sehen, was aus den Füßen im Erwachsenenalter geworden ist.

Obwohl es viel Werbung für das Barfußlaufen gibt und viele Studien vorliegen, gibt es doch keine eindeutige Aussage bezüglich des Benefits oder der Risiken, weil viele Studien methodisch fraglich sind.

Die wissenschaftliche Literatur konnte mir also nicht eindeutig weiterhelfen. Und die »Populärwissenschaft«?

Populär traf zu, Wissenschaft weniger. Ich landete auf Seiten mit Bezeichnungen wie »allmystery« oder »Starberaterin blablaba« und erfuhr, dass ich mich durch Barfußlaufen »erden« könne, Fachbegriff »earthing«. Ich könne so die Oberflächenenergie der Erde aufnehmen und Seele, Körper und Geist heilen. Der Erfinder dieser Theorie verbindet sich mit Mutter Erde des Weiteren durch Essen von Rohkost und trägt – wenn überhaupt – Schuhe aus Naturkautschuk, die ihn von der Energie der Erdoberfläche nicht isolieren können. Normale Gummisohlen trennen uns nämlich seiner Meinung nach von der freien Elektrizität der Erde, die uns hülfe, Säuren in unserem Körper zu neutralisieren ... nun ja – hab ich erwähnt, dass dieser Herr seine einzigartigen Produkte in seinem Rohkost-Webshop teuer verkauft? Weiter fand ich, dass ungeübte Barfußläufer ihren Muskelkater mit Gänseblümchen- und Zistrosentee oder -brei sowie Homöopathie behandeln könnten.

Dann ging ich in die Medizinhistorie zurück und beschäftigte mich mit Pfarrer Kneipp: Auch er propagierte die positive Wirkung des Barfußgehens. Die Fuß- und Beinmuskulatur würde gefördert, die trainierte Muskulatur könne Stöße besser abfangen und so den Stoßdämpfer Bandscheibe schützen, weswegen Barfußgehen vor Rückenschmerzen schütze. Durch das Training der Fußmuskeln könne sich das Fußgewölbe stabilisieren, Barfußlaufen wirke daher genauso wie Fußgymnastik oder spezielles propriozeptives Training. Durch die ungewohnten Sinneseindrücke an den Füßen käme es gleichzeitig zu Entspannungseffekten. Auch hier wurde der Begriff Energieaufladung genannt, gemeint war aber neue Energie im Sinne von Stressabbau und Aufnahme neuer Eindrücke. Barfußlaufen also als Naturarznei?

Herr Pfarrer Kneipp klang immerhin nachvollziehbar sinnvoll. Und schon stieß ich bei meinen Recherchen auf die Existenz von Barfußpfaden, zum Beispiel in Beelitz.

Mein Weg führte mich als Nächstes in Barfußschuhläden: Hier erfuhr ich, dass Barfußschuhe toll sind. Und ich welche kaufen müsse, denn das würde meinem ganzen Körper guttun. Studien konnte man mir keine benennen.

Apropos Nachhaltigkeit, eine Barfußschuh-Vergleichstestseite bescheinigte allen Herstellern, außer einer kleinen deutschen Firma, fehlende Nachhaltigkeit. Die meisten Schuhe werden in Billigproduktionsländern wie Asien gefertigt.

Bei der Durchsicht der Kataloge gab es Barfußschuhe für jede Gelegenheit. Ballerinas, Boots, Sneaker, Outdoor, Sandalen – alles. Einige sahen zumindest auf dem Bildschirm richtig chic aus, allen gemeinsam war der recht hohe Preis.

Da ich bezüglich der Größe nicht ewig Schuhe hin- und herschicken wollte, brauchte ich einen Laden. Und da ich die Schuhe bei der Arbeit tragen wollte, brauchte ich was Sportliches. In einem Sportkaufhaus wurde ich fündig. Sogar mit einer patentierten Sohle und im Sale. Die Sohle gefiel mir sofort, sie ist in den italienischen Bergen erfunden worden. Nach einem Bergunglück wurde ein rutschfestes Sohlenmaterial gesucht und in Zusammenarbeit mit der Reifenfirma Pirelli patentiert. Da musste ich doch gleich an das anschauliche Bild aus der Anatomie mit dem Auto und seinen vier Reifen denken.

Samstagmorgens um zehn stand ich also im Laden, und die Verkäuferin erklärte mir, dass man die Schuhe anfangs nur stundenweise tragen soll, weil die Muskeln sich erst daran gewöhnen müssen und ich sonst Muskelkater bekommen könne. Der Verkäufer eines anderen Schuhladens hatte genau das Gegenteil gesagt, dass es egal sei, manche Leute liefen einfach los und hörten nicht mehr auf.

Ich probierte mich durch drei Größen. Und entschied mich für die halbe Nummer größer. Die Schuhe sind auf den ersten Eindruck sehr leicht, die Sohle drückt nicht und besitzt innen eine leicht gebogene Form, die sich meinem Längsgewölbe anschmiegt. Vorne zieht das Sohlenmaterial um die Zehenspitzen herum, damit es nicht wehtut, wenn man sich stößt. So weit, so gut, nun aber die Optik: Farbe oder schwarz? Wenn schon, dann knallig. Hübsch sind sie nicht, selbst für Sportschuhe vorne ziemlich breit. Eben Quadratlatschen, aber meine Zehen haben Platz. Ich wählte knallig Türkisblau.

Am Montag ging es los, ich hatte Dienstwoche bis einschließlich und inklusive Sonntag. Über 40 Arbeitsstunden in den ultimativen Schuhen lagen vor mir. Ich hatte oft Rückenschmerzen, mein Quergewölbe ist etwas weich, und in Turnschuhen fngen meine Füße an zu müffeln. Ich bin gespannt!

Tag 1

Die ersten Schritte fühlten sich merkwürdig an. Ich eierte. Was sofort auffiel, war, dass der Fuß sich innen irgendwie gestützt anfühlte. In normalen Sportschuhen hatte ich immer das Gefühl, zum Senk-Knick-Fuß zu neigen. Beim Weg die Treppe hinunter zur Besprechung spürte ich jede

Treppenkante, es tat nicht weh, gab aber mehr Sicherheit. Ich spürte, wo ich hintrat!

Die auffälligen Schuhe sorgten bei den Kollegen für Getuschel, soweit ich mitbekam, ging es vor allem um die grelle Farbe.

Auf Station sprach mich eine Kollegin etwas verlegen an: Sie hatte sich gestern die gleichen Schuhe in der gleichen Farbe bestellt … ob das okay wäre? »Na klar«, sagte ich, »wir gehen im Partnerlook!«

Nach einigen Stunden war ich immer noch angetan. Ich spürte meinen Fuß wirklich wie noch nie! Meine Fersen, meinen Großzehenballen! Und weiterhin kam mir mein Fuß stabiler vor als sonst.

Im Operationssaal musste ich OP-Schuhe tragen, und die ersten Schritte waren ungewohnt. Während der OP stand ich, konzentrierte mich auf meine Arbeit und bemerkte meine Füße nicht. Der Wechsel zurück auf die Barfußschuhe war jedoch ungewohnt, und ich bekam sofort dieses eiernde Gefühl, welches sich aber rasch wieder legte.

Beim Mittagessen sprach mich eine Kollegin an, die ich nur vom Sehen kannte. Ihr waren die Schuhe sofort aufgefallen. Schau an, diese Dinger haben auch einen Sozialfaktor! Sie berichtete, das gleiche Paar Schuhe zu besitzen und nichts anderes mehr tragen zu wollen. Und sie hatte auch Barfußschuhe anderer Firmen ausprobiert. Bei einer Firma wäre die Sohle noch weicher und unterbrochen, sodass sie Angst vor Verletzungen durch Eintreten von spitzen Fremdkörpern gehabt hatte, bei einer anderen Firma hatte das Obermaterial aus Plastik gedrückt. Allerdings hätten meine Schuhe den Nachteil, dass sie nur circa ein Jahr lang halten würden. Es stimmt: Die Verbindung zwischen dem Mesh-Obermaterial und der Zwei-Millimeter-Sohle ist nur geklebt. Dafür gibt es keine Nähte, die drücken könnten. Die Kollegin trägt die Schuhe nun schon über fast zwei Jahre und sagte, dass ihre Tendenz zum Ballenzeh korrigiert worden wäre. »Nachteil«: Andere Schuhe empfand sie jetzt als unbequem und vorne zu eng. Weiterer »Nachteil«: Sie müsste ihre Schuhe jetzt zwei Nummern größer kaufen, weil ihre Zehen nicht mehr so verkrümmten, sondern gestreckt wären.

Gerade als wir die Kantine verlassen wollten, trat ein weiterer Arzt zu uns. Auch ihm waren die Schuhe aufgefallen. Er trug zwar normale Trainingsschuhe, erzählte aber begeistert von seinen Zehen-Barfußschuhen. Diese trüge er ohne Socken, wüsche sie aber dafür alle drei Tage. Bloß stoßen sollte man sich mit Zehenschuhen tunlichst nicht, er war mal versehentlich damit gegen einen Poller getreten, und seine Zehen hätten Spagat gemacht. Beide waren sich jedoch einig, dass ich mich langsam an meine neuen Laufgeräte gewöhnen sollte, die Kollegin litt anfangs an Rückenschmerzen, der Kollege hatte sogar nächtliche Wadenkrämpfe. War mir egal, ich lief weiter. Nur die Harten kommen in den Garten.

Irgendwie bildete ich mir ein, sehr gerade zu gehen. Mein Schwerpunkt lag anders, da die Ferse ohne Sohle tiefer aufkam als sonst. Spürte ich da etwas in der Lendenwirbelsäule? Bog diese sich mehr in ihre natürliche Wölbung?

Selten war ich so traurig, dass ein Arbeitstag sich dem Ende zuneigte, als ich meine Barfußschuhe auszog und in normalem Schuhwerk nach Hause ging. Das Gehgefühl war wirklich anders, schwierig zu beschreiben, gleichzeitig eng und weit.

Im Gegensatz zum Laufen in Barfußschuhen fiel mir beim Laufen in Socken in meiner Wohnung nichts auf, aber da sind die Wege natürlich auch sehr kurz.

Die nächsten drei Wochen

Weiterhin hatte ich den Eindruck, dass ich durch die abgesenkte Ferse gerader lief, mit einer natürlicher gebogenen s-förmigen Wirbelsäule, vor allem im Lendenwirbelbereich. Doch ich stand zu viel im OP und trug OP-Schuhe. Diese sahen aus wie Garten-Clogs aus Plastik und waren im Kochwaschgang zu reinigen. An meinem freien Tag wollte ich die Schuhe außerhalb des Krankenhauses tragen – für den ultimativen Testlauf. Vorher aber schaute ich jedem, der mir begegnete, auf die Füße, sah aber nur ein anderes Barfußschuhpaar. Das mag daran gelegen haben, dass meine Schuhe etwas illegal waren. Laut Dienstvorschrift sollten meine Schuhe Schmutz abweisend, waschbar und fest sein. Na ja, das sind sie im weitesten Sinne. Doch nach dem freien Tag mit immerhin 22 875 Schritten in den Schuhen stellte sich Ernüchterung ein. Weder positiv noch negativ gab es etwas zu berichten. War die anfängliche Begeisterung ein Placebo-Effekt? Ich hatte zwar den Boden unter den Füßen gespürt, aber sonst nichts. Außer

Kälte. Der November verabschiedete den Jahrhundertsommer, und die Schuhe mit ihrer 3-mm-Sohle hielten zwar von unten warm genug, vor allem während des Gehens, beim Stehen aber zog es doch durch den dünnen Oberstoff. Vielleicht war es auch wieder nur Fantasie, doch ich bildete mir immerhin ein, weniger auf den Boden schauen zu müssen bei Oberflächenwechseln, weil ich besser spürte. Ins Stolpern war ich jedenfalls nicht geraten.

Einige Tage an der novemberlich stürmischen See brachten die Erkenntnis, dass Barfußschuhe dicker Socken bedürfen, um zu Ganzjahresschuhen zu werden. Des Weiteren konnte ich feststellen, dass ich auch in bergtourentauglichen Wanderschuhen den Boden unter meinen Füßen spüre, wenn ich nur will. Also wenn ich darauf achte. Dann spüre ich sogar in den aus den Walliser Alpen stammenden Bergstiefeln Kanten und Unebenheiten. Ein weiterer Effekt des Experimentes: Ich achte mehr auf meine Füße. Wie fühlen sie sich in welchen Schuhen, wie laufe ich wann und was spüre ich? Merkwürdig, aber wenn ich in Socken durch die Wohnung laufe beziehungsweise gelaufen bin, hatte ich nie ein anderes Fußgefühl.

Laufen ohne Schuhe muss also noch mal etwas anderes sein als Laufen in Barfußschuhen. Ich trage die Schuhe an jedem Arbeitstag. Die ersten Schritte jeden Morgen fühlen sich immer noch komisch an. Entscheidender Faktor ist wohl wirklich die tiefer gelegte Ferse. Für mich ist es der wesentliche Unterschied zu anderen »Turnschuhen«, Sneakers oder Laufschuhen. Bei längerem Tragen ist das meiner Ansicht nach auch der die Gesamtstatik wesentlich beeinflussende Faktor. Den Rest des Tages merke ich meine Füße jedoch nicht anders als sonst. Einschränkend muss ich sagen, dass ich auch sonst ja Sportschuhe getragen hätte. Sicherlich fiele der Unterschied bei jemandem, der sonst starre Absatzschuhe trägt, höher aus. Was mich allerdings kolossal nervt: Schnürsenkel! Aus den weichen, anpassungsfähigen Barfußschuhen komme ich nicht heraus oder hinein, ohne die Schnürsenkel aufzubinden! Lockerer zubinden bringt es nicht, weil dann der Schuh nicht mehr gut passt. Ich könnte das auch als weiteren positiven Nebeneffekt sehen, denn so übe ich meine Gelenkigkeit.

Fazit

Das Fazit des Experiments nach drei Wochen fällt gleichzeitig ernüchternd und bestätigend aus. Und daher halte ich es für relevant, denn wie überall in der Medizin und auch sonst im Leben liegt die Wahrheit meist dazwischen. Nichts ist nur weiß oder nur schwarz, die meisten Dinge sind mit einer Vielfalt an Farben ausgestattet und changieren in diversen Grauabstufungen.

Was also ist nun das Fazit? Abwechslung und Achtsamkeit!

Die Schuhe vermitteln ein ungewohntes Gehgefühl, also ein Geh-Fühl! Dadurch wird die Aufmerksamkeit auf unsere Füße gerichtet, und wir denken endlich mal darüber nach, was die beiden da unten mit uns machen und wir mit ihnen. Plötzlich lässt sich der Boden unter den Füßen spüren, und dieser Eindruck kann übertragen werden auf andere Schuhe, die gar nicht immer so unsensibel sind, wie wir glauben. Ich finde Barfußschuhe gut, als »Wecker«, um gut geschützt und dennoch kaum vom Untergrund getrennt auf Entdeckungsreise des Untergrundes zu gehen.

Fußmuskeln und nicht nur sie, sondern alle am Gehen, Laufen und Stehen beteiligten Bein-, Rumpf- und sonstigen Muskeln freuen sich über Herausforderungen und wechselnde Ansprüche. Weder ist es sinnvoll noch gesund, nur in High Heels oder nur in Barfußschuhen herumzulaufen, wobei es sicherlich besser ist – falls jemand auf Extreme steht –, sich an Letzterem zu verbeißen als an Ersterem. Durch wechselnde Absatzhöhen und verschiedene Sohlen müssen sich die Muskeln ständig neu fein justieren und schöpfen all ihre Möglichkeiten aus.

Wie wir Menschen selbst auch, lieben unsere Füße es bunt, also bieten wir ihnen Abwechslung. Und füllen nicht nur Sie, meine Damen, sondern auch Sie, meine Herren, Ihren Schuhschrank mit vielen schönen verschiedenen Schuhen!

Anleitung für einen Barfußpfad

Es gibt einfach alles im World Wide Web, auch Anleitungen, um sich seinen Barfußpfad im Garten selbst anzulegen! Viele Kindergärten haben bereits einen solchen Pfad.

Suchen Sie sich im Garten einen eher schattigen Platz, damit der Untergrund nicht zu heiß wird beziehungsweise nicht austrocknet. Die Breite sollte ab 40 Zentimeter betragen, damit man bequem gehen kann. Die Länge ist Ihnen überlassen, bei wenig Platz können Sie den Pfad auch als Schneckenhausspirale anlegen. Zuerst wird das Gras abgesetzt und der Untergrund mit doppeltem Vlies ausgelegt. Das verhindert, dass Gras und Unkraut einsprießen. Eine Umrahmung aus Holz verhindert, dass der Untergrund des Pfades verstreut wird. Ein Rahmen aus größeren Steinen bietet sich gleich als Balanceakt an! Suchen Sie sich Material aus Wald und Wiese – Fichtenzapfen, Gras, Stroh, Moos oder Laub – und gestalten Sie Abschnitt für Abschnitt Ihres Pfades. Aus dem Baumarkt eignen sich Rindenmulch, Kieselsteine oder bunte Glaskiesel. Wie wäre es mit einer Schlammgrube oder einem Wassergraben? Ein Baumstamm zum Balancieren oder größere Steine?

Achten Sie in jedem Fall beim Barfußlaufen auf einen intakten Tetanusschutz, denn der gehört sowieso zur Grundausstattung im Leben!

Glücklich, wer einen Garten hat und einen richtigen Pfad anlegen kann! Sie haben keinen Garten? Wie wäre es auf dem Balkon als Alternative mit vier flachen Behältern (nachhaltig: Holzkisten, auch als Wasserbad: Plastik o. a.), die wechselnd befüllt werden? Findige Firmen bieten befüllbare Matten mit Kammern als Indoor-Pfad an, auch so was lässt sich mit ein bisschen Geschick selbst fertigen.

Wie Füße gesund bleiben

Alle Bestandteile des Fußes, die Sie im Anatomie-Kapitel kennengelernt haben, können Krankheiten oder Verletzungen erleiden. Dabei kann nur eine Struktur allein betroffen sein, es kann aber auch das Zusammenspiel aus Knochen, Bändern und Sehnen gestört werden. Die tadellose Funktion unseres Alltagswerkzeuges Fuß wird akut oder dauerhaft, plötzlich oder schleichend, vollständig oder langsam zunehmend beeinträchtigt.

»Wenn unsere Füße schmerzen, schmerzt es uns überall.«
(Sokrates)

Als Verletzung bezeichnen wir in der Unfallchirurgie eine akut aufgetretene Beschädigung des intakten Körpers. Sie entsteht meist durch eine von außen einwirkende Kraft. Das eindrücklichste Beispiel dafür ist der Verkehrsunfall.

Eine solch akute Verletzung im Bereich des Fußes ist beispielsweise der Bruch der Großzehe, der in einem meiner Nachtdienste einen durchtrainierten Bodybuilder den Tränen nahebrachte. Ihm war eine Hantel aus den schweißnassen Händen geglitten und auf den Fuß gefallen.

Aber auch die Urlauberin, die sich mit einem abgebrochenen Seeigelstachel in der Fußsohle in der Notaufnahme vorstellte, war definitionsgemäß einer von außen auf den Körper einwirkenden Kraft ausgesetzt gewesen. Im Abrechnungssystem zwischen Ärzten und Kassen, welches mit den sogenannten ICD-Codes verschlüsselt wird, müssen Tierbisse und Insektenstiche tatsächlich als »Verletzung durch mechanische Einwirkung einer belebten Kraft« bezeichnet werden – es lebe das Bürokratendeutsch!

Davon unterschieden wird die chronische Verletzung oder der Überlastungsschaden. Hier führen kleinste, jedoch stetig wiederkehrende (Fehl-)Belastungen zur Schwächung des Gewebes. Damit wird langfristig die Funktionsfähigkeit des Fußes herabgesetzt. Die typische Ballenfehlstellung der Großzehe, üblicherweise Hallux genannt, ist dafür ein gutes Beispiel. Eine ständige Fehlbelastung führt zur Deformierung des Vorfußes und resultiert schließlich in einer bleibenden Fehlstellung. Dadurch funktioniert das Wunderwerk Fuß nicht mehr korrekt. Genauso können sich regelmäßig wiederholende Überbelastungen auswirken, indem sie zu mikroskopisch kleinen Verletzungen führen, die langfristig das komplexe System Fuß »ausleiern«. Chronische Schmerzen an der Achillessehne sind die Folge kleinster Mikrorisse, welche zu Narben führen. Diese Narben sind unelastisch und schlecht durchblutet und mindern die Elastizität der Sehne. Die funktioniert dann nur noch mangelhaft oder unter Schmerzen.

Zwischen akuter Verletzung und chronischem Schaden kann es auch Mischformen geben. Geschwächte Strukturen sind weniger widerstandsfähig als gesunde. Für eine akute Verletzung, also einen Bruch oder einen Riss, braucht es dann nur noch ein geringes Trauma. Das kann ein Stoß oder Tritt sein, den gesundes Gewebe tolerieren könnte. Für vorgeschädigtes Gewebe kann es aber der Tropfen sein, der das Fass zum Überlaufen bringt.

Besonders häufig ist das bei der Achillessehne der Fall. Oft berichten Patienten, dass sie schon jahrelang Schmerzen an der Achillessehne bemerkt hatten, die mal kamen und mal gingen. Ein eigentlich harmloser kurzer Sprint in der Tennishalle zum Netz reicht dann aber, um die Sehne mit einem lauten Knall reißen zu lassen. Auch der Patient, der mir erzählte, er habe lediglich mit seinem Fuß auf dem Sofa liegend nach der Fernbedienung angeln wollen, verdankte seinen daraus resultierenden Peronealsehnenriss überwiegend einem kräftigen Vorschaden.

Es gibt kuriose Verletzungen wie den Fall der jungen Frau, die beim Duschen mit dem Zeh im Abflussgitter hängen blieb, und dumme Verletzungen, wie den Versuch des jugendlichen Autodiebes, das wegrollende Fahrzeug mit dem Fuß aufhalten zu wollen – von Handbremse hatte er wohl noch nichts gehört. Ebenfalls nicht besonders clever stellte sich der bayerische Anhänger des Fensterlns an, der auf der Flucht vorm Gspusi seim Babba (also dem Vater seiner Angebeteten – für alle Nicht-Bayern) von der Leiter gesprungen war und sich beide Fersenbeine (Ferschnboa) zertrümmert hatte.

Die häufigste Verletzung am Fuß, ja sogar am ganzen Bein, ist die Bänderverletzung am Sprunggelenk, speziell die Außenbandverletzung. Der gemeine »Bänderriss« macht 25 Prozent aller akuten Schäden an der unteren Extremität aus. Im allgemeinen Sprachgebrauch fasst man darunter neben dem Riss an allen drei Bandanteilen des Außenbandes auch bloße Zerrungen, aber auch Teilrisse einzelner Bandanteile zusammen.

Definitiv keine Verletzung hatte der junge Mann, der mich eines Nachts in der Klinik um den Schlaf brachte. Er behauptete, vom Affen gebissen geworden zu sein. Nach erstaunt schlaftrunkener Nachfrage meinerseits stellte sich dann irgendwann heraus, dass er lediglich beim Abtransport eines Zirkus zugeschaut hatte und ein Affe ihm dabei auf die Sandalen gespuckt hatte. Auch seine Angst vor einer möglichen Tollwutinfektion konnte ich ihm schließlich nehmen, da ich ihm überzeugend versichern konnte, dass Affen im Zirkus eher nicht an Tollwut leiden.

Der eingeschlafene Fuß übrigens ist zwar lästig, aber meistens nur eine vorübergehende Unpässlichkeit. »Es gibt Fernsehprogramme, bei denen man seine eingeschlafenen Füße beneidet.« (Robert Lembke)

Warum Füße manchmal einschlafen, ist übrigens eine Frage, die während des Medizinstudiums nicht behandelt wird. Genau wie mit dem schönen Satz »Zu Risiken und Nebenwirkungen fragen Sie Ihren Arzt oder Apotheker« können Sie Ihre Ärztin oder Ihren Arzt damit auf dem falschen Fuß erwischen.

Jede / r MedizinerIn weiß irgendwie und so ungefähr eine Antwort. Es hat etwas mit abgeklemmter Durchblutung und Nervensignalen zu tun. Was aber wie, wo und warum genau passiert, das ist schon etwas komplexer.

Verharren wir zu lange in einer Position, welche entweder einen Nerven direkt einklemmt oder die ihn mit Sauerstoff und Nährstoffen versorgenden Blutgefäße abklemmt oder beides, dann kommt es zu diesem tauben Gefühl, verbunden mit einem unangenehmen Kribbeln. Dieses Kribbeln ist der Hilfeschrei des Nerven an das Gehirn. Diese »pins and needles«, also »Reißzwecken und Nadeln«, veranlassen den Betroffenen, seine Position zu ändern, sich zu bewegen oder die Beine auszuschütteln. Damit kann das Blut wieder fließen, oder der Nerv wird direkt aus seiner Einengung befreit. Dauert die Fehlhaltung zu lange, hört der Nerv auf zu schreien. Manchmal bemerken wir die Einschlafsignale auch nicht. Dann sitzen wir zu gespannt im Schneidersitz auf dem Boden vor der Netflix-Serie beim Binge-Watching und bemerken den eingeschlafenen Fuß erst, wenn der Nerv still ist. Das Bein fühlt sich dann ganz taub an, weil der Nerv durch die fehlende Frischblutversorgung ins Koma gefallen ist. Er sendet keine Signale mehr ans Gehirn, und durch das ausbleibende Feedback glaubt dieses, der Fuß sei nicht mehr da: Er ist taub. Ändern wir dann unsere Haltung und das Blut strömt wieder und Sauerstoff gelangt wieder zum Nerven, dann kommt es auch zum Kribbeln, das manchmal sogar richtig wehtut. Der Nerv muss sein Stoffwechseldefizit ausgleichen. Bildlich gesprochen saugt er begierig neues Blut an und wirft den angestauten Zellabfall hinein. Die Verbindung zum Gehirn funktioniert wieder, und mit dem Kribbeln und Stechen signalisiert der Nerv seine Empörung und seine Existenz. Natürlich ist das in Wirklichkeit ein rein biochemischer Prozess. Fehlt der Nachschub an frischem Blut, fehlt Sauerstoff. Ohne Sauerstoff ändert sich die Zusammensetzung der Zellflüssigkeit und die Transportfunktion der Zellhülle für Natrium, Kalium, Calcium und andere Ionen. Auch der pH-Wert in der Zelle kann sich verändern.

Durch Einengung eines Nerven und eine direkt am Nerven lokalisierte Minderdurchblutung oder eine generalisierte Durchblutungsstörung kommt es zu Missempfindungen. Diese treten zum einen während der Durchblutungsstörung, zum anderen nach deren Behebung auf. Der Nerv reagiert mit atypischen Entladungen seiner elektrischen Potenziale (die »Hilfeschreie«). Sauerstoffmangel führt zur Anhäufung von Wasserstoff-Ionen. Diese bestimmen den pH-Wert von Geweben, und der pH-Wert der Nervenzelle wird sauer. Der Natrium- und Kalium-Transporter der Zellmembran funktioniert dann nicht mehr. Das Verhältnis der Spannung der Ionen in der Zelle und außerhalb der Zelle wird gestört, und die Nervenzelle feuert Entladungen, was im Gehirn als Signal, als »pins and needles«, ankommt. Gleichzeitig sammeln sich um die Nervenzelle herum Kalium-Ionen an. Wird die Durchblutung wiederhergestellt, fangen Kalium-Pumpen in der Zellhülle hektisch an zu arbeiten. Auch hier kommt es wieder zu Ladungsverschiebungen und Signalentladungen des Nerven, die sogar heftiger sind als die der Natrium-Ionen. Deswegen ist das Kribbeln nach der Positionsänderung heftiger als das beim Einschlafen, welches wir ja manchmal nicht bemerken.

Die biochemischen Veränderungen am Nerven und der Nervenzellhülle durch Druckstellen sind ähnlich denen bei Hyperventilation, also den zu schnellen und tiefen Atemzügen, wenn jemand sehr aufgeregt ist. Auch dann ändert sich der pH-Wert des Gewebes, der Bicarbonat- und Calciumgehalt, und es kommt zum Kribbeln an den Händen, aber auch den Füßen.

Manche Engstellen sind aber nicht durch eine kurzzeitige Körperhaltung bedingt, sondern durch chronische Verengungen um einen Nerven herum. An Stellen, wo ein Nerv durch einen Knochentunnel oder unter einem Band hindurchläuft, kommt dieses besonders häufig vor. Das häufigste Engpasssyndrom ist das Karpaltunnelsyndrom an der Hand. Weit weniger häufig ist das Pendant am Fuß, das Tarsaltunnelsyndrom. Hier wird ein Nerv am Fußrücken unter einem starken Band gequetscht. Das Taubheitsgefühl beziehungsweise das Kribbeln werden am Fußrücken und zwischen 1. und 2. Zehe empfunden. Bei allen anhaltenden Nervenkompressionssyndromen sollte nach entsprechender neurologischer Diagnostik der Nerv in einem operativen Eingriff befreit werden. Aber nicht immer muss ein Eingriff am Fuß eine große Operation sein! Im Gegenteil, eher sind es die kleinen Dinge, die große Schmerzen erzeugen, und kleine Maßnahmen können Abhilfe schaffen. Das klingt jetzt sehr modern, es klingt nach minimalinvasiver Chirurgie und weit weg von dem beliebten Spruch »Großer Chirurg – großer Schnitt!«.

Die kleinen Dinge, die zu großem Leid führen, sind oft Erkrankungen der Haut und der Nägel. Bereits 1830 war ein anonymer Autor seiner (und eventuell auch unserer) Zeit weit voraus und hat in Oxford einen Ratgeber veröffentlicht. Dieser Autor, der sich »ein alter Armeechirurg« nannte, verfasste ein kleines Büchlein über »Hände und Füße, Finger und Zehen«, welches Hilfestellung gab zur »Vorbeugung und Therapie von Hühneraugen, Druckstellen und Nagelproblemen sowie der Entfernung überflüssiger Haare, Flecken, Pickel et cetera« und eine Anleitung bot, »um die Haut weiß, weich und zart zu halten, ohne ihr zu schaden«.

»Ohne zu schaden« oder lateinisch »primum nil nocere« – wie mein allererster Oberarzt immer dozierte –, auch das ist eine höchst wünschenswerte chirurgische Einstellung, die in der modernen Medizin mit all ihren technischen Möglichkeiten bisweilen vernachlässigt wird.

Allen operativen Maßnahmen muss die entsprechende Diagnostik und Abwägung aller Vor- und Nachteile vorausgehen. Daher wird im Folgenden bei jeder Erkrankung auf ihre Entstehung, Untersuchungsbefunde und konservative sowie chirurgische Behandlungsmaßnahmen eingegangen.

Beginnen wir mit der Achillessehne und arbeiten wir uns voran bis zum Zehennagel!

Achilles und der Fluch der Antike

Achilles ist in der griechischen Sagenwelt der Sohn der Göttin Thetis und eines Sterblichen. Weil Helikoptermutter Thetis ihren Jungen vor allem und jedem schützen wollte, tunkte sie ihn in eine Brühe, die ihn unverwundbar machen sollte. Damit sie ihn wieder rausziehen konnte, bevor er darin ertrank, musste sie ihn oberhalb der Ferse festhalten. Das wurde seine Schwachstelle, und natürlich wurde er genau da im Trojanischen Krieg von einem tödlichen Pfeil getroffen und starb. Die verletzliche Achillessehne lastet nun als Fluch auf uns allen.

Doch warum ist die Sehne so verletzlich? Wo es doch die am stärksten belastete und dickste Sehne eines menschlichen Zweibeiners ist?

Die Sehne ist so stark, dass sie bei Turnern Kräfte von 15 000 Newton aushält. Zieht man im Labor an den Enden einer isolierten Achillessehne, hält sie nur bis 9 000 Newton aus (mit der Kraft von 1 Newton kann man 1 Kilogramm Masse in einer Sekunde 1 Meter fortbewegen). Trotzdem ist der Achillessehnenriss der häufigste Sehnenriss im menschlichen Körper. Denn die Achillessehne ist ein dickes Tau ohne genügend Futter.

Schauen wir uns ein dickes Sisalseil an, eines, mit dem man Tauziehen macht. Das Tau besteht aus mehreren Stricken, diese wiederum aus vielen kleinen Fäden und diese aus unzähligen Fasern. Genauso ist die Achillessehne aufgebaut, wobei die kleinsten Fasern hier Kollagenfasern heißen. Zwischen den Fasern liegen Zellen, die eine Art wässrigen Kleber produzieren, der alles zusammenhält, und die die Fasern reparieren. Damit diese Zellen lebendig bleiben, müssen sie mit Blut versorgt werden. Dazu ist das Tau in eine Hülle verpackt, in der Blutgefäße verlaufen. Von hier werden Nährstoffe in das Innere des Taus geschickt. Weil die Sehne so dick ist, kann der Weg für die Nahrung bis zu den Zellen in der Mitte des Taus ziemlich lang sein. Je älter wir werden, desto weniger Zellen leben noch, desto weniger Kleber ist vorhanden, und desto weniger werden die Fasern repariert oder neu gebildet.

Die Sehne verliert an Elastizität. Vor allem in der Mitte der Sehne ist die Versorgung mit Blut schlecht; daher reißt sie an dieser Stelle am häufigsten.

Es gibt zwei Krankheitsbilder, den chronischen Achillessehnenschmerz und den Achillessehnenriss. Oft schmerzt die Sehne schon längere Zeit, bevor sie endgültig reißt.

Achillodynie

Der chronische Achillessehnenschmerz heißt medizinisch Achillodynie. Das Wort ist pure Lautmalerei, denn man hört förmlich den Schmerz darin.

Hier reißt nicht die ganze Sehne auf einmal, sondern es

reißen nach und nach die kleinsten Kollagenfasern. Um die Schäden zu reparieren, kommt die Feuerwehr mit Blutgefäßschläuchen zum Unfallort, diese schlängeln sich zwischen die Fasern und bringen auch gleich die Müllabfuhr, sprich: Fresszellen mit, die dort aufräumen. Beides verursacht Schmerzen, und von der Reparatur zurück bleibt jeweils eine kleine unelastische Narbe.

An anderer Stelle passiert das wieder. Wieder Feuerwehr, wieder Müllabfuhr, wieder Narben und so weiter. Die Sehne wird immer unelastischer und verliert Spannkraft. Das Tau, nun durchwoben von Blutgefäßen und Abfall, spannt und drückt in seiner Hülle.

In der Untersuchung zeigt sich ein verdickter Sehnenstrang, der bei Druck oder Berührung empfindlich ist. Mittels Ultraschall können die neuen Gefäße und die Überdurchblutung dargestellt werden; auch die Narbenstruktur kann man hier erkennen.

Oft haben die Patienten nach einer ungewöhnlich hohen sportlichen Betätigung erstmals Schmerzen, bei Schonung bilden sich diese zurück. Dann geht es eigentlich ganz gut, man versucht, wieder Sport zu treiben, wieder tut es weh. Dieser Zyklus von Schaden, Reparatur, Narben – Schaden, Reparatur, Narben geht immer weiter. Bis eine kleine, erneute Überbelastung dazu führt, dass diesmal die ganze Sehne reißt.

Achillessehnenruptur

In anderen Fällen wird der Elastizitätsverlust gar nicht bemerkt, und bei einem schnellen Antritt beim Fußball oder Tennis, oft wenn die Muskulatur nicht gut aufgewärmt ist, hört der Betroffene einen lauten Knall, ähnlich einem Peitschenschlag, und hat das Gefühl, ihm habe jemand in die Wade getreten. Das Auftreten ist kaum noch möglich: Die Achillessehne ist gerissen.

Die ÄrztIn tastet dort, wo der Riss ist, eine Delle. Es bilden sich eine Schwellung und ein Bluterguss. Auf den Zehenspitzen stehen ist unmöglich, weil die Verbindung zwischen Wadenmuskel und Ferse unterbrochen ist. Auch in Bauchlage bewegt sich der Fuß nicht mehr, wenn man seitlich in die Wade drückt. Das ist der Thompson-Test.

Im Ultraschall lässt sich der Ort des Risses meist gut darstellen. In einer dynamischen Darstellung kann hier auch erkannt werden, wie weit der Riss klafft oder ob die Sehnenenden bei ganz spitzer Fußhaltung in Kontakt zu bringen sind. Nur sehr selten ist zusätzlich noch ein MRT nötig. Ein Röntgenbild wird nur angefertigt, wenn der Verdacht besteht, dass die Sehne an untypischer Stelle direkt aus dem Fersenbein ausgerissen ist.

Die gerissene Achillessehne sollte in der Regel operativ repariert werden. Nur wenn Risikofaktoren gegen eine Operation sprechen und im Ultraschall die Sehnenenden in Kontakt zu bringen sind, kann abhängig vom sonstigen Gesundheitszustand, Alter und Aktivitätsanspruch des Patienten auch im Spezialstiefel ausbehandelt werden. Das

Risiko eines späteren erneuten Sehnenrisses ist konservativ höher als mit Operation. Dafür muss bei einer Operation das Risiko von Wundheilungsstörungen in Betracht gezogen werden, vor allem bei Rauchern, vorbestehenden Durchblutungsstörungen und Diabetikern. Während vor meiner Zeit vor allem im Gips ohne Operation behandelt wurde, hat sich später das Regime gewandelt, und nahezu jede gerissene Achillessehne wurde als operationsbedürftig angesehen. Zurzeit wandelt sich das Blatt wieder ein bisschen und es werden auch wieder nicht operative Möglichkeiten in Betracht gezogen. Sogar im FIFA Medical Network, also der Medizinabteilung der internationalen Fußballassoziation, bei der ich mein Diploma of Football Medicine erworben habe, wurde kürzlich eine Meta-Analyse vorgestellt, die eine bessere Funktionalität durch konservative Behandlung bei gleichem Risiko eines erneuten Risses propagierte – und das im Leistungssport! Eine individuelle Entscheidung ist also bei jedem Patienten wichtig.

Um die Sehne zu reparieren, gibt es grundsätzlich zwei Operationsmethoden: eine mit einem größeren Schnitt, aber direkt angehbaren Sehnenstümpfen, und eine minimalinvasive, wo ein Faden durch kleine Hautschnitte durch die Sehne durchgefädelt wird, diese aber nicht direkt vernäht wird. Beide Methoden haben ihre Vor- und Nachteile.

Problem aller Methoden ist Folgendes: Die gesunde Sehne ist ein elastisches Gummiband, die kranke ein ausgeleiertes. Auch wenn das ausgeleierte Band genäht wurde, bleibt es doch porös. Die Natur hat das Wunderwerk geschaffen; der Chirurg kann es nur reparieren, nicht erneuern.

Die Heilung der Achillessehne braucht Zeit, daher erfolgt die Nachbehandlung über sechs Wochen in einem Spezialstiefel oder Gips. Darin wird der Fuß zunächst sehr spitz gehalten, dann immer weniger, bis er nach sechs Wochen plan belastet werden kann, trotzdem sollte noch für sechs Monate eine Entlastung der Sehne erfolgen, indem ein Fersenkeil in den Schuh gelegt wird.

Aus der Schwäche eine Stärke machen

Um die Elastizität zu verbessern, kann nach einem verheilten Riss und bei chronischen Achillessehnenschmerzen ein spezielles Dehnungstraining erfolgen (siehe auch das Kapitel zum Fuß-Yoga). Dieses Training wird auch exzentrisches Training genannt. Dazu wird die Wadenmuskulatur maximal gedehnt. Der Wadenmuskel gewinnt an Spannungsvermögen und kann die fehlende Elastizität seiner Sehne so besser ausgleichen. Zudem wird durch die Dehnung der Tauhülle den Feuerwehrschläuchen der Saft abgedreht, die krankhaften Gefäße bilden sich zurück.

Zur Dehnung stellt man sich mit dem Vorfuß auf eine Stufe und lässt bei gestrecktem Knie die Fersen aktiv sinken. Anschließend auf die Zehenspitzen und erneut absinken lassen. Dieses Training sollte sechsmal am Tag für je 15 Durchgänge absolviert werden. Da nicht jeder so viel Zeit hat, einigen wir uns auf 3 mal 20 pro Seite … Bis sich

Effekte zeigen, können bei den chronischen Achillessehnenbeschwerden durchaus einige Wochen vergehen, daher sollte das Training für zwölf Wochen durchgeführt werden. Oft gibt es nach drei Wochen eine kleine Krise, durch Umbaumaßnahmen in der Sehne kann es dann vorübergehend mehr schmerzen.

Zusätzlich kann die Wadenmuskulatur durch Fahrradfahren gekräftigt werden, sinnvoll ist mindestens dreimal pro Woche.

Ein Achillessehnenriss kann aber auch positive Überraschungen bringen. Eine Patientin wurde von ihrer Teenie-Tochter im Rollstuhl nach einem Tennismatch in die Notaufnahme gefahren. Diagnose Achillessehnenriss. Die Mutter musste im Krankenhaus bleiben und wurde noch am Abend operiert. Und die Tochter war auf sich allein gestellt. Bravourös bewältigte sie die Herausforderung und bewies ihre Selbstständigkeit: Sie ging zur Schule und einkaufen, kochte und putzte. Das Ganze geschah in der Adventszeit, in der die kleine Familie traditionell für Freunde und Verwandte eine umfassende Weihnachtsbäckerei betrieb. Als die Mutter aus der Klinik entlassen werden konnte, bekam ich ein Tütchen unzähliger feiner Plätzchen und Pralinen überreicht. Die Tochter hatte die komplette Weihnachtsproduktion allein gestemmt!

»Es brennt mir unter den Sohlen«

... schrieb Goethe in seinem *Egmont*. Ob er während seiner italienischen Reise von den eigenen Füßen dazu inspiriert wurde?

Plantarfasziitis

Eine brennende Fußsohle, ein deutlicher Druckschmerz unter der Ferse und Schmerzen bei Dehnung der Sohle sind typisches Zeichen einer Entzündung des Fußsohlenbandes (Plantarfasziitis). Abzurollen oder gar auf den Zehen zu stehen verursacht stechende oder eben brennende Schmerzen.

Das Fußsohlenband (Plantarfaszie) ist eine der Schichten der Längsverstrebung der Fußsohle. Es läuft von der Unterkante des Fersenbeins strahlenförmig zu den Zehenballen. Das Band entspricht einem v-förmigen Trampolin, dessen Basis knöchern breit am Fersenbein sitzt und dessen Schenkel zu den Zehen laufen. Wenn der Fuß regelgerecht über Außenkante und Längsgewölbe zur Großzehe abrollt, werden beide Schenkel des V gleichförmig gedehnt. Knickt das Längsgewölbe beim Laufen ein, zieht die innen liegende Seite des V mehr als die andere. Das kommt beim Knick-Senkfuß häufig vor. Auch wenn wir zu lange stehen und das Fußgewölbe einknickt, wird am knöchernen Ansatz an der Innenseite mehr gezogen als außen. Der basisnahe Teil des überlasteten Schenkels reagiert darauf gereizt.

Neben der Fehlbelastung durch ein gestörtes Abrollen kann falsches Schuhwerk am ungleichmäßigen Zug schuld sein. Vielleicht hatte ja Herr Goethe in Italien neue Wanderschuhe an?

Auch ein Zuviel an Körpergewicht kann die Stabilität des Bandes überfordern. Es leiert aus, wie ein altes Trampolin. Das Trampolinnetz fängt den Schritt nicht mehr elastisch ab, sondern gibt nach und zieht dabei an der Befestigung am Fersenbein.

Wird das Fußsohlenband derart gereizt, entstehen dort, wo die Fasern in den Knochen einstrahlen, kleine Risse. Der Körper reagiert mit Reparaturarbeiten: Die Durchblutung wird gesteigert, Abbau- und Umbauvorgänge gestartet – eine Entzündung entsteht. Eine Entzündung im medizinischen Sinne bedeutet schlicht, dass das Gewebe geschädigt oder gereizt ist. Diese Reizung oder dieser Schaden führt zu Reparaturprozessen. Damit sind eine Steigerung der Durchblutung, die Ausschüttung von Signalstoffen und das Anlocken von weißen Blutkörperchen, Abwehr- und Fresszellen gemeint. Eine Entzündung kann viele verschiedene Ursachen haben, und nur eine davon ist eine Infektion mit Bakterien. Spricht ein Mediziner also von Entzündung, meint er nicht konsequenterweise, dass Krankheitserreger am Werk sind. Damit muss auch nicht jede Entzündung mit Antibiotika behandelt werden, sondern nur die, die von Bakterien herrühren.

Fersensporn

Bisweilen wird der Knochen in die Umbauvorgänge einbezogen und wächst schnabelartig in das Band hinein. Das ist ein Fersensporn. Er ist auf einem Röntgenbild gut erkennbar. Die Größe des Sporns korreliert jedoch nicht mit der Stärke der Beschwerden.

Manchmal findet sich kein richtiger Sporn, sondern nur eine Verdickung des Bandes oder Kalkeinlagerungen, die das Röntgenbild auch zeigen kann. Bei vielen Menschen ist der Fersensporn auch zufällig vorhanden, ohne dass eine Entzündung vorliegt oder Schmerzen bestehen, sodass Wissenschaftler noch diskutieren, wer Henne und wer Ei ist oder ob der Fersensporn der Hahn sei, der gar nichts damit zu tun hat.

Goethe hat sicher ab und an eine Wanderpause gemacht, die Füße hochgelegt und an seinem *Egmont* geschrieben. Falls er wirklich eine Plantarfasziitis gehabt haben sollte, hätten ihm auch Einlagen helfen können. Diese werden in den Schuh gelegt und haben an der schmerzenden Stelle ein ovales Loch. Es zeigt Richtung Großzehe, entsprechend der zu starken schrägen Zugrichtung.

Auch ein Tape kann die Plantarfaszie entlasten und unterstützen. Es gibt dazu feste Tapes oder kinesiologische Tapes.

Da die Schmerzen zumindest bei Beginn der Erkrankung nicht ständig, sondern lediglich beim Loslaufen oder morgens auftreten, können im schmerzfreien Intervall

Dehnungsübungen durchgeführt werden. Acht- bis zehnmal pro Tag für jeweils zehn Sekunden auf die Zehenspitzen und zurück. Oder auch die Übungen, die im Kapitel zur Achillessehne beschrieben sind. Einige Studien vertreten nämlich auch die Position, dass eine verkürzte Achillessehne der eigentliche Übeltäter des Fersenschmerzes sei. Auf jeden Fall wird durch die Übungen auch das Fußsohlenband geschmeidiger, das Fußgewölbe gekräftigt und der Zug an den Trampolinschenkeln wieder ebenmäßig.

Schmerzmittel (aus der Gruppe der nicht steroidalen Antirheumatika, NSAR) beruhigen die Umbauvorgänge und reduzieren so Schmerzen. Eine Linderung der Schmerzen kann auch durch Einspritzen eines örtlichen Betäubungsmittels versucht werden – dann wird aber natürlich nicht von unten durch die Fußsohle gespritzt, sondern von der Seite. Auch Stoßwellentherapie und Ultraschall werden eingesetzt.

Helfen diese Maßnahmen über einen langen Zeitraum dennoch nicht, kann über eine Operation nachgedacht werden. Ist eine Fehlstellung des Fußes vorhanden, muss diese angegangen werden. Die eigentliche Operation besteht in einem Einritzen oder Ausschneiden des Bandes und gegebenenfalls einer Nervenbefreiung. Diese Operation wird über einen kleinen Schnitt innen am Fußrand oder auch per Schlüssellochchirurgie durchgeführt. Der Fersensporn selbst wird nur entfernt, wenn er unmittelbar und direkt einen Nerven in die Mangel genommen hat.

Haglund-Exostose

Der entfernte Cousin, sozusagen die bucklige Verwandtschaft des Fersensporns, ist die Haglund-Exostose (Exostose heißt Ausziehung am Knochen, Überbein oder schlicht »Buckel«).

Sie findet sich am anderen, also am oberen Ende des Fersenbeins, hinter der Achillessehne. Der Cousin ist ein kleines Weichei, das auf Druck durch zu enge Schuhe mit Aufplustern reagiert. Dabei ist ihm egal, dass er Achillessehne, Schleimbeutel und Haut bedrängt. Der Schleimbeutel ist in seiner Mentalität aber auch etwas schwierig, er plustert sich nämlich gleich mit auf und macht zusätzlich Druck.

Eine Maßnahme, um seinem Druck zu entgehen, sind Schuhe ohne oder mit speziell gepolsterter Fersenkappe. Manchmal kann ein Schuster die Fersenkappe auch weiten und erweichen. Oder Einlagen verlagern die empfindliche Stelle aus der Schuhenge heraus. Andere Mittel, um dem Cousin zu Leibe zu rücken, sind Wärme- oder Kälteanwendungen, Ultraschall oder wieder einmal Dehnungsübungen der Achillessehne (zur Verbesserung der Durchblutung und Schmerzlinderung).

Bleibt der Buckel penetrant bestehen oder wächst weiter, kann ihm operativ der Garaus gemacht werden. Dabei gerät aber auch die Achillessehne in Gefahr, geschwächt zu werden, weshalb die Nachbehandlung im Gips oder Spezialstiefel erfolgen muss (ähnlich lange wie bei einem Achillessehnenriss). Das muss man vorher wissen, den Patienten darauf vorbereiten und Plan B bereithalten. Ich habe mal einen Kollegen erlebt, der beim Versuch, den Exostosenbuckel zu entfernen, die halbe Achillessehne mutiliert hat und dabei in Panik geriet. Letztlich haben wir die Achillessehne mit einem Schraubenanker wieder am Fersenbein fixiert und die Patientin ohne Funktionseinbußen geheilt. Die Operationen beim Fersensporn und der Haglund-Exostose sind daher nicht leichtfertig durchzuführen und nur, wenn nichts anderes hilft. Und die Patienten müssen gut darüber aufgeklärt werden, mit welchen Nebenwirkungen oder Behandlungsfolgen zu rechnen ist.

Plattfußindian … – da ist nicht nur die Fußstellung unkorrekt

Der kindliche »Plattfuß«

Wieso wird der Plattfuß eigentlich ausgerechnet den nativen Einwohnern des amerikanischen Kontinents angedichtet? Wo viel Barfußlaufen doch gut für die Fußgesundheit ist? Gibt es wirklich ein indigenes Volk mit Plattfüßen?

Eher im Gegenteil: Laut Google ist es »ein Ausdruck für »Möchtegern-Indianer«, die an ihren »Plattfüßen« scheitern. Die Indianer dienen hier als unerreichtes Vorbild für ausdauerndes Zu-Fuß-Gehen (nach unzähligen Trivialromanen und -filmen sind sie ja ständig auf dem Kriegspfad). Der Ausdruck ist vielleicht eine Abwandlung von Stammesbezeichnungen wie »Schwarzfußindianer«.

Vielleicht wurde die Bezeichnung auch populär, weil viele besorgte Eltern mit ihren entwicklungsbedingt eine Zeit lang plattfüßigen Kindern zum Orthopäden gingen, und dieser sein Bestes tat, damit aus den tapferen Indianern stolze Häuptlinge wurden?

Korrekt wird der Plattfuß allerdings als Knick-Senkfuß bezeichnet.

Kinder in einem Alter unter sechs Jahren müssen plattfüßig laufen, weil ihre Beinachse es erfordert. Das ist in dieser Entwicklungsphase also völlig normal und kein Grund zur Sorge. Die Hüften der Kleinkinder stehen nach innen gedreht, die Knie x-beinig. Beim Laufen würden die Kleinen folglich über ihre einwärts gedrehten Füße stolpern, wenn sie diese nicht nach außen drehen würden. Dabei fällt aber mehr Last auf den inneren Fußrand, der Fuß schaut geknickt und platt aus.

Probieren Sie es mal aus: Stellen Sie sich auf Ihren rechten Fuß und drehen Sie Ihr rechtes Knie nach innen, den Oberkörper nach außen – Ihre Ferse wird nach außen knicken und der Vorfuß nach vorne drehen – jetzt sind Sie ein Plattfußindianer.

Bis zum zehnten Lebensjahr sollte sich der Plattfuß auswachsen. Bei übergewichtigen Kindern schafft es das Gewölbe aber (im wahrsten Sinne des Wortes) zunehmend nicht, sich gegen das Körpergewicht zu stemmen.

Wenn ein nur scheinbar plattfüßiges Kind die große Zehe anhebt oder sich auf die Zehenspitzen stellt, kommt das Längsgewölbe deutlich zum Vorschein. Dann ist alles im grünen Bereich, und es braucht auf gar keinen Fall Einlagen! Die hemmen nur die natürliche Entwicklung und schwächen die Fußmuskulatur.

Es ist immer wieder schön, den besorgten Eltern zeigen zu können, dass mit den Kinderfüßchen alles in Ordnung ist. Vielen fällt regelrecht ein Stein vom Herzen, wenn sie mit eigenen Augen beobachten können, wie sich im Zehenstand ein großartiges Fußgewölbe ausbildet.

Wie aber schaut es beim Erwachsenen aus?

Platt-, Knick-, oder Senkfüße beim Erwachsenen

Entweder es handelt sich um einen angeborenen Knick-Senkfuß oder um ein später im Leben erworbenes Problem. Dann sind meistens eine schwache Muskulatur, Übergewicht oder die Kombination aus beidem schuld. Auch eine Fehlstellung im Knie kann sich auf eine Knickstellung der Ferse auswirken. Der lange Unterschenkelmuskel (Musculus tibialis posterior), der um den Innenknöchel herumläuft, wird durch den Knick gedehnt und verliert daraufhin seine Stützfunktion. Oder er verliert zuerst seine Spannung, und der Knöchel knickt danach ein.

Von hinten erkennt man den Knick zwischen Sprunggelenk und Ferse meist recht deutlich, und es schaut aus, als stehen die Beine nicht in, sondern neben den Schuhen. Beim Blick auf den nackten Fuß sieht man, dass der Innenrand des Fußes den Boden (fast) berührt und die Zehen nach außen zeigen. Im Röntgenbild ist die Anordnung der hinteren Fußwurzelknochen durcheinandergeraten, das Sprungbein, das sonst auf dem Fersenbein reitet, rutscht nach innen und kippt ab.

Kann das Fußgewölbe noch aktiviert werden und zeigt es sich im Zehenstand, kann mit Einlagen korrigiert und Sprungbein und Fußinnenrand gestützt werden.

Eine Kräftigung der Muskulatur ist immer sinnvoll, kann aber eventuell die Knochen nicht zurück an ihren alten Platz ziehen. Eine Operation jedoch schafft das. Man kann die Knochen durchsägen und wieder aufeinanderschichten und den schwachen Unterschenkelmuskel umleiten und raffen.

Die extremste Form des Knick-Senkfußes ist der Plattfuß des Erwachsenen. Das Fußgewölbe ist so ausgeleiert, dass es sich durchwölbt. Die Zehen drehen sich extrem nach außen, und wenn man den Fuß von hinten anschaut, sieht man außen anstatt nur der Andeutung der Kleinzehe fast alle Zehen.

Der ist schon so platt, dass er auch Tintenlöscherfuß genannt wird, wie so ein Schaukeldings, mit dem früher überflüssige Tinte von einem Papier gesaugt wurde. Das kennt bloß im digitalen Zeitalter keiner mehr. Die Bezeichnung Schaukelfuß trifft es aber auch. Wenn operiert wird, müssen die Rückfußknochen wieder korrekt arrangiert und miteinander verschraubt werden. Die Gelenke sind dann nicht mehr beweglich, aber der Fuß stabilisiert.

Spreizfuß

Vom Spreizfuß wird noch öfter die Rede sein. Sowohl als Begleiterscheinung beim Ballenzeh als auch als Ursache des Morton-Knubbels. Hier handelt es sich nicht um einen Verlust des Längs-, sondern des Quergewölbes. Der Mittelfuß weicht nach vorne auseinander, die Zehen dagegen strahlen sich an. Es handelt sich beim Spreizfuß um die häufigste Fußdeformität. Frauen sind (natürlich wieder bedingt durch das weichere Bindegewebe und das schicke Schuhwerk) häufiger davon betroffen als die Herren. In den hochhackigen Schuhen gleitet der Fuß wie auf einer Rutsche nach vorne, bis er feststeckt (siehe Krallen- und Hammerzeh, Abbildung 7). Die Körperlast drückt mit voller Wucht auf die Querverspannung und leiert sie aus. Der vordere Mittelfuß hängt durch wie eine Hängematte, und da, wo die Köpfe der Mittelfußknochen sich durch das Netz der Hängematte durchdrücken, gibt es Schwielen und Druckstellen. Beim Blick auf die Fußsohle zeigt sich die Hornhaut unter dem zweiten bis vierten Mittelfußballen verdickt und empfindlich. Gleiches zeigt ein Fußabdruck, ein Blick in die Schuhe oder eine Belastungsmessung des Fußes, die Pedalografie.

Als Gegenmaßnahmen sollten flache, gut gebettete Schuhe getragen werden. Einlagen können den Druck etwas weiter nach hinten verlagern, indem sie die Mittelfußköpfchen entlasten. Eine starke Muskulatur kann das Gewölbe stützen, daher zahlt sich Fußgymnastik aus.

Wenn trotzdem operiert werden muss, ist auch hier das

Ziel aller gängigen Methoden das Anheben und Entlasten der Mittelfußköpfchen. Oft werden sie dazu schräg am Schaft durchtrennt, nach hinten geschoben und dort wieder mit einer Schraube fixiert. Für sechs Wochen heißt es dann mit einer speziellen steifen Sohle zu gehen, aber möglichst lebenslang in flachen Schuhen.

Morton-Neuralgie

Die Nerven am Fuß verzweigen sich wie die Äste eines Baumes. Entsprechend den fünf Mittelfußknochen, finden sich hier fünf größere Stammäste. Zu den Zehen laufen schließlich vier kleine Ästchen, zwei oben, zwei unten. Damit sind alle Seiten eines Zehs mit Gefühl versorgt.

Die fünf Stämme müssen zwischen den Mittelfußköpfchen hindurch. Die Mittelfußköpfchen sind durch Bänder aneinandergekettet, damit sie bei Belastung nicht auseinanderweichen. Die Nerven friemeln sich durch diese Bänder hindurch, wie Efeu durch ein Netz. Wenn das Fußquergewölbe ausleiert, weichen die Knochenköpfchen auseinander. Die Lücken im Netz werden enger, und der Nerv dazwischen wird in die Mangel genommen. Ihm wird der Saft abgedreht. Einzelne Nervenfasern sterben ab, andere schwellen an, und die Nervenhaut wird dicker und versucht, gegen das Netz zu drücken. Es bildet sich ein Nervenknäuel, in der Fachsprache Neurom. Der Erste, der es 1876 beschrieben hat, hieß Thomas Morton, und er verpasste dem Knäuel gleich mal seinen eigenen Namen. Zu

Mortons Zeit dachte man allerdings, der Nerv wird zwischen den Mittelfußköpfchen direkt eingeklemmt, feingewebliche Untersuchungen unter dem Mikroskop zeigen aber die oben genannte Band-Theorie. Weil die Knäuelbildung ihren Ursprung im Zusammenbrechen des Fußquergewölbes hat und eine typische Folge beim Spreizfuß ist, heißt sie heute Morton-Mittelfußschmerz (Metatarsalgie). Diese Erkrankung ist oft vergesellschaftet mit dem Ballenzeh.

Je nachdem, ob der Nervenast zwischen dem zweiten und dritten Mittelfußknochen oder dem dritten und vierten betroffen ist, findet sich dort an der Fußsohle ein deutlicher Druckschmerz. Die Leitung zu den Nervenästen an den Zehen ist blockiert oder durch Fehlimpulse gestört, daher kann es zwischen den betroffenen Zehen kribbeln, brennen, sich taub anfühlen oder wie elektrische Schläge. Wird das Netz zwischen den Mittelfußknochen gespannt, sprich: belastet, treten die Schmerzen oder Missempfindungen verstärkt auf. Daher ist Barfußlaufen oft schlimmer als das Laufen mit einem das Gewölbe einigermaßen stützenden, normalen Schuh. Auch in der Untersuchung kann die Netzspannung provoziert werden, indem der Vorfuß zusammengedrückt oder die Mittelfußknochen gegeneinander gedehnt werden. Weil das Netz an der Stelle der größten Belastung am meisten gedehnt wird, findet sich hier an der Fußsohle oft eine deutliche Schwiele. Drückt man auf diese, wirkt sie wie ein Klingelknopf auf den Nervenknäuel, das sofort Alarm gibt. In einer Magnetresonanztomografie (MRT) kann der verdickte Nervenbereich oft gut dargestellt werden. Wenn man den Nerven mit einer örtlichen Betäubung an der Quetschstelle betäubt und die Beschwerden verschwinden für diejenige Zeit, in der das Betäubungsmittel wirkt, ist die Diagnose gesichert.

Die Therapie kann in einer Unterstützung des Quergewölbes bestehen, damit die Maschen des Netzes wieder weiter werden, der Nerv wieder Freiheit verspürt und sich erholen kann. Ist die Schädigung des Nervens nicht mehr rückgängig zu machen, muss der Knubbel operativ entfernt werden, um die elektrischen Schläge oder brennenden Schmerzen in den Zehen zu unterbinden. Wo aber keine Nervenleitung ist, ist auch kein Gefühl. Nach der Operation ist der betroffene Zwischenzehenraum dann taub. Auf sein Gefühl zwischen den Zehen achtet normalerweise spontan niemand, aber wenn es fehlt, kann es auffallen. Weiß der Patient jedoch vorher, dass dies eine »natürliche« Folge der Morton-Operation ist und keineswegs ein »Operationsfehler«, kann er gut damit umgehen.

Die Ursache der Erkrankung, also das kaputte Quergewölbe oder die zusätzlichen Veränderungen des Fußskelettes, sollte dann natürlich auch angegangen werden, damit nicht eventuell am Nachbarnervenast das gleiche Problem auftritt.

Wenn die Zehen die Richtung wechseln

Hallux valgus (Ballenzeh)

Hallux bedeutet auf Lateinisch: große Zehe. Ursprünglich kommt das Wort aus dem Altgriechischen (ἁλλεσϑαι) und bedeutet: springen. Wir benutzen den Wortstamm »hal-« heute noch, wenn wir Halma spielen. Tatsächlich spielt das Abstoßen mit der großen Zehe eine wichtige Rolle beim Springen. In der letzten Phase des Gangzyklus liegt sämtlicher Druck auf der Großzehe. Eine Störung der Beweglichkeit und Kraft der Großzehe oder auch das Fehlen der Großzehe führen zu einer verkürzten Schrittlänge, Gehgeschwindigkeit und Schrittsymmetrie.

Valgus bedeutet von der Mittellinie nach außen abweichend – oder schlicht x-förmig. Einen Schenkel des X bildet die Großzehe, sie weicht nach außen. Den anderen Schenkel bildet der Mittelfußknochen, er weicht nach innen. Zieht man eine imaginäre Linie zwischen unseren Füßen, bilden Mittelfußknochen und Großzehe ein halbes X. Das Gelenk zwischen beiden ist der Scheitelpunkt des X.

Ballenzeh heißt die Fehlstellung, weil sich an selbigem Scheitel über dem Gelenk ein dicker Knubbel, der Ballen, entwickelt. Und der drückt und schmerzt.

Der Hallux valgus ist die häufigste Deformität des Vorfußes. Sie betrifft je nach Alter 20 bis 35 Prozent der Menschen. Wie viele genau, ist nicht sicher. US-Studien zeigen eine Erkrankungshäufigkeit von 0,9 Prozent pro Lebensjahr für alle Altersgruppen, europäische Studien eine Gesamterkrankungshäufigkeit von 28 Prozent für Erwachsene in Großbritannien. Und andere Studien fanden heraus, dass in Europa 78 Prozent aller älteren Menschen betroffen seien. Frauen haben deutlich häufiger einen Hallux valgus als Männer. Man sagt, 30 Prozent Patientinnen versus 13 Prozent Patienten oder fast 2,3 mal mehr weibliche Betroffene.

Studien unterscheiden sich in ihren Zahlen, weil unklar ist, ab wann genau ein Hallux valgus ein Hallux valgus mit Krankheitswert ist. Reicht allein die Fehlstellung schon aus, oder muss es eine X-Stellung mit weiteren Symptomen sein, und welche sind das? Oder gilt auch eine geringe Fehlstellung mit deutlicher Druckstelle?

Eine Ursache ist eine Fehlbelastung des Vorfußes (meist in High Heels), eine zweite zu enges Schuhwerk. Zudem sind die femininen Weichteile nachgiebiger (von Vorteil, um ein Baby gebären zu können, sonst von Nachteil, ich sage nur: Cellulitis). Daher ist es nachvollziehbar, warum Männer seltener einen Hallux haben.

In der Praxis habe ich den Eindruck, dass Männern ein Hallux aber dann auch peinlich ist. Männer suchen anscheinend später ärztliche Hilfe, vielleicht auch, weil Herrenschuhe meist breiter sind und erst eine größere Abweichung und größere Druckstellen Schmerzen verursachen. Dabei ist gar nichts Peinliches daran, für seine Gene kann ja niemand was. Männer bekommen auch Brustkrebs, also *so what*? Peinlich ist nur, wenn Männerzehen so behaart sind, dass man die Fehlstellung unter all dem Fell nicht sieht …

Es gibt durchaus eine familiäre Veranlagung zum Hallux; dann sind also die Gene schuld. Denn rein bautechnisch können die Form und Länge des Mittelfußes, die Beweglichkeit des Großzehengelenkes und die allgemeine Fußstellung eine Fehlbelastung und damit die Abweichung begünstigen. Bei barfuß gehenden Völkern ist die Hallux-Fehlstellung weitgehend unbekannt. Ob Übergewicht einen Einfluss hat, ist umstritten. Je älter jedoch der Mensch, desto durchschnittlich häufiger ist die Zahl der Betroffenen. Eh klar, je länger Füße in zwängenden Schuhen stecken, desto eher groovt sich die Fehlstellung fest.

Es spielen also viele Faktoren eine Rolle, um den Richtungswechsel zu vollziehen. Und das Gemeine: Ist der Zeh erst mal abgebogen, kann er ab einem bestimmten Zeitpunkt nicht mehr aufgehalten werden.

Nicht operative Therapieansätze wirken daher nur im Anfangsstadium. Und die Kräfte, die den Großzeh zur Seite ziehen, sorgen leider auch dafür, dass zusätzlich Knorpel abgerieben wird und dass Deformitäten an den Kleinzehen entstehen können. Das Fußgewölbe bricht zusammen, der Fuß spreizt sich auf und schmerzt. Einmal kurz falsch abgebogen, und es kann zum Totalschaden kommen!

Wieso biegt der Hallux ab?

Schon am gesunden Fuß wirken durch die großen Beuge- und Streckmuskeln, die die Großzehe beim Abrollen bewegen, Zugkräfte auf das Gelenk, welche die Zehe etwas nach außen ziehen. Normalerweise sind aber Gegenkräfte am Werk, bestehend aus kleinen Fußmuskeln, Bändern und Passform der Gelenke, die das ausgleichen können und den Zeh gerade halten.

Werden die bösen Kräfte durch Schuhwerk verstärkt oder die guten Kräfte durch »genetische Schwäche« vermindert, gewinnt die dunkle Seite der Macht. Enge Schuhe, die den Großzeh nach außen drücken, und High Heels, die den Vorfuß so belasten, dass der Muskelzug mehr nach außen wirkt, sind Helfer dieser dunklen Macht.

Das ist der Anfang vom Ende.

Die langen Muskelsehnen wirken nun wie die Sehne an einem Flitzebogen. Der lange Großzehenstrecker, also der Muskel, mit dem wir die große Zehe nach oben heben können – auf Lateinisch Extensor pollicis longus –, ist zuerst Opfer einer Ballenzehfehlstellung und wird dann voller Frust zum Mittäter! Und dann findet er auch noch Verbündete, die alles noch schlimmer machen. Am Ballenzeh beteiligte Muskeln sind neben oben genanntem der Musculus adductor hallucis, er zieht an den Sesambeinen die Kapsel des Großzehengrundgelenks zum Fußaußenrand hin, und der Musculus flexor hallucis brevis, der kurze Großzehenbeuger, der durch den zunehmenden Knick im Gelenk die Zugrichtung wechselt.

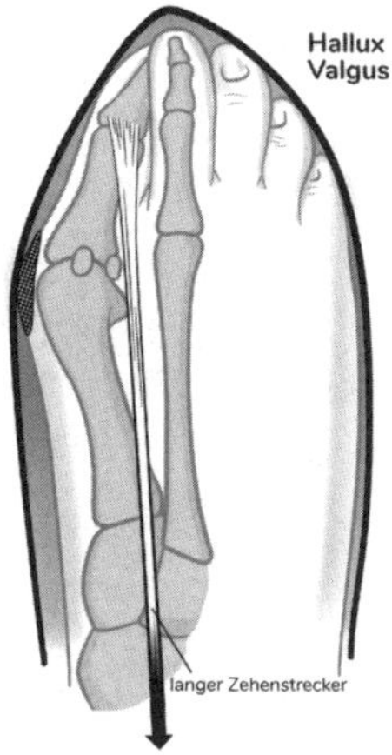

Abbildung 6: Durch enge Schuhe wird der Großzeh nach außen gedrückt. Der Zug des Großzehenstreckers wirkt wie ein Flitzebogen und verstärkt den Richtungswechsel. Es kommt zum Konflikt mit den Nachbarzehen, die ebenfalls deformieren.

Der Bogen wird gespannt, der Hallux krummer. Dabei dreht er sich auch noch vom Boden weg. Das erkennt man auch daran, dass der Nagel schräg steht. Die Sesambeine, die eigentlich unten liegen, wandern mit der Sehne mit zur Seite. Nun liegt beim Gehen die Last auf den Nachbarknochen, den Mittelfußknochenköpfchen 2 und 3.

Und dann geht alles den Bach runter (Abbildung 6).

Die Köpfchen sind so viel Druck nicht gewohnt und schreien vor Schmerz, sie versuchen sich zu wehren, indem sie eine dicke Hornschicht an der Fußsohle aufbauen, aber es nutzt nichts. Die große Zehe wird immer weiter nach außen gezogen, aber da ist kein Platz, da wohnen ja die zweite und dritte Zehe! Die beiden sind nicht zum Kuscheln aufgelegt und weichen nach oben aus, entweder im Endgelenk (Hammerzehe) oder im Zwischengelenk (Krallenzehe). Manches Exemplar von Hallux vader, äh valgus, ist aber so vereinnahmend auf seiner Reise, dass es sich unter oder über den Nachbarn schiebt.

Der Bogen wird nicht mehr nur im Großzehengrundgelenk zwischen Mittelfuß und Zehe gespannt, sondern auch im nächsten Gelenk. Das vordere Glied der Großzehe weicht seinerseits nun auch nach außen weg. Am Knickwinkel des Ballenzehs wird der Knorpel abgerieben, es entsteht eine Arthrose, das Gelenk wird steif und schmerzt beim Abrollen bei jedem Schritt. (zeichensparende Kurzform für Twitter-Benutzer: Mein C tut W.)

Die arthrosebedingte Versteifung der Großzehe wird medizinisch Hallux rigidus = rigide, steife, unflexible Großzehe genannt.

Die X-Fehlstellung führt nicht nur zu Schmerzen, sondern auch zu Störungen des Gleichgewichtes, zu Gangveränderungen und bei älteren Menschen auch zu einer Erhöhung des Sturzrisikos.

Das Problem bleibt nicht am Boden. Schmerzen am Fuß, sei es durch einen Hallux valgus oder auch nur durch eine Druckstelle, können zu Beeinträchtigungen anderer Gelenke führen. Durch eine, auch manchmal unbewusste und gar nicht offensichtliche, Schonung des schmerzenden Fußes kann sich die Körperstatik beim Gehen so verändern, dass höher gelegene Gelenke wie Knie, Hüfte und unterer Rücken zu schmerzen beginnen. Wir merken es selbst, wenn wir mit einer Blase am Fuß eine Wanderung beenden müssen. Am nächsten Tag fühlen wir uns wie zerschlagen mit Schmerzen, die durchaus durch den ganzen Körper ziehen.

Die Theorie der Spiraldynamik fußt auf der Ansicht, dass unser gesamter Körper in Spiralen organisiert ist. Angefangen von unseren Genen, die als DNS in einer leiterförmigen Schraube in unseren Zellkernen liegen, über die bogenförmige Verstrebung unseres Fußgewölbes bis zur wellenförmigen Ausrichtung unserer Wirbelsäule. Dieses Konzept wird in der Physiotherapie angewandt. Angesichts fehlender evidenzbasierter Studien und der Vermarktung dieses Konzeptes sollte man, wie bei allen Dingen, die ohne eindeutigen Faktenbeweis teuer verkauft werden, kritisch sein. Es ergibt aber durchaus Sinn, den Körper ganzheitlich zu betrachten und die Auswirkungen eines gestörten Gelenkes auf andere zu beachten.

Schmerzbedingt kann sich ein unphysiologisches Bewegungsmuster entwickeln, welches durch eine sorgfältige Analyse aufgedeckt und neu erlernt werden kann. Dazu muss aber auch die Ursache des Schmerzes behoben werden. Im Falle des manifesten Hallux valgus ist dazu in der Regel eine Operation notwendig.

Laut Robert-Koch-Institut litten 2012 bei den über Sechzigjährigen 40 Prozent der Frauen unter Rückenschmerzen. Liegt ein nicht spezifischer Rückenschmerz vor, der durch Muskelverspannungen bedingt ist und nicht durch lokale Schäden an der Wirbelsäule, müssen die Füße zumindest als Ursache für Rückenschmerzen in Betracht gezogen werden.

Auch wenn Patienten aus anderen Gründen in die Sprechstunde kommen, sieht man oft zusätzlich eine Hallux-Abweichung. Im engen Takt einer Gelenkersatz-Spezialsprechstunde fehlt in der Klinik leider aber die Zeit, den ganzen Körper abzuklopfen. Wenn ein Patient wegen eines Hüftgelenkverschleißes zum Einbau eines künstlichen Hüftgelenkes kommt und die Untersuchung der Hüfte und ihr Röntgenbild sind eindeutig, dann hat der Krankenhausarzt keine Ressourcen, sich noch um den »Zufallsbefund« Hallux valgus zu kümmern. Wird der Patient aber wegen Hüftschmerzen zur Hüftgelenkprothese eingewiesen und bei der eigenen Untersuchung bewegt sich die Hüfte normal und auch das Röntgenbild zeigt keine Auffälligkeiten, muss der zufällig schief stehende Großzeh näher ins Auge gefasst werden.

In der Sprechstunde fragen wir Ärzte Sie nach dem Beginn und zeitlichen Verlauf der Erkrankung. Wichtig ist auch, wann die Beschwerden auftreten, in welchen Schuhen, bei welcher (Berufs-)Tätigkeit und wie stark die Mobilität und Lebensqualität eingeschränkt werden. Dann können wir uns ein Bild von Ihnen machen, wobei auch Risikofaktoren für eine mögliche Operation eine Rolle spielen. Bei Diabetikern und Patienten mit Durchblutungsstörungen, herabgesetzter Empfindsamkeit der Nerven oder Rheuma (oder auch Infektionen wie beispielsweise

Fußpilz) muss die Entscheidungsfindung zur Operation ganz besonders gut diskutiert werden.

Bei der Untersuchung ist die Fehlstellung der Großzehe leicht zu erkennen. Und auch die Fehlstellungen der anderen Zehen, die mit dem Hallux einhergehen, sind gleich auffällig. Druckstellen und die Beschwielung der Haut werden begutachtet. Zur sorgfältigen Untersuchung wird der Fuß im Liegen und auch im Stehen betrachtet. Wie beweglich die Großzehe noch ist, wird ebenso untersucht wie auch, ob die Fehlstellung durch den Untersucher noch aufzuheben ist. Jegliche Schmerzwahrnehmung bei der Untersuchung ist ein weiterer Hinweis. Das alles ist für die Therapie entscheidend. Ein wichtiger Faktor ist der Winkel des X. Dieser kann rein optisch begutachtet werden, genauer ist das Ausmessen des Winkels am Röntgenbild des belasteten Fußes. Ein Röntgenbild ist auch in Bezug auf Knorpelabrieb, Formveränderungen des Gelenkes und Position der Sesambeine hin hilfreich.

Alle Folgeschäden der Hallux-Abweichung werden ebenso genau untersucht. Die Nachbargelenke werden auf ihre Stabilität geprüft und natürlich der Fuß insgesamt betrachtet.

Spurwechsel zurück?

Allenfalls bei beginnender, nur leichter Abweichung kann eine Begradigung des Hallux ohne Operation gelingen. Oft ist das nur bei Jugendlichen möglich, weil hier noch viel Korrekturpotenzial vorliegt und durch Training der Muskulatur die Weichteile in die richtige Richtung gezogen werden können. Beim Erwachsenen können jedoch die Beschwerden gelindert werden. Dazu muss der/die Betroffene zum Jedi-Ritter werden, sprich: die bösen Kräfte bekämpfen und die guten unterstützen.

Ein gezieltes Fußmuskeltraining ersetzt das Lichtschwert. Wenn jedoch Schmerzen durch eine Versteifung des Großzehengelenkes, den Hallux rigidus, bedingt sind, muss eine OP geplant werden.

Eine Hallux-Nachtschiene drückt mit leichter Gewalt während des Schlafes den Großzeh wieder nach innen. Auch sie hilft nur im Anfangsstadium der Erkrankung. Keine Schiene ist stärker als das Fehlverhalten der eigenen Muskeln! Sie kann Schmerzen jedoch lindern und bietet vor allem nach einer korrigierenden Operation wertvolle Unterstützung.

Um ein Fortschreiten der Kurvenfahrt zu bremsen, heißt es: ade enge High Heels (maximal 4 Zentimeter Absatz, maximal!), welcome breites Schuhwerk! Auch die kleinen Zehen profitieren von mehr Platz. Zusätzlich können sie gepolstert werden. Ist es schon zu einer übermäßigen Belastung des mittigen Mittelfußes gekommen, können Einlagen Linderung verschaffen.

Aus 150 mach 4: für jeden Hallux die richtige Operation

Es gibt über 150 verschiedene OP-Verfahren zur Korrektur des Hallux valgus. Jeder Fußchirurg des vergangenen Jahrhunderts, der etwas auf sich hielt, versuchte offensichtlich, sich bei der häufigsten Fuß-OP der Welt namentlich zu verewigen. Und auch heute geht die Entwicklung weiter. Während das Prinzip der Operationen gleich bleibt, schließlich kann das Rad nicht neu erfunden werden, entwickelt sich die Technik. Aktuell versucht die Chirurgie, die Eingriffe möglichst minimalinvasiv zu gestalten.

Wer behält bei all diesen Operationsmethoden den Durchblick? Die ganzen Eigennamen wie Akin und Scarf, Barouk und Reverdin, Mitchell und Kramer und Hohmann, Austin oder Chevron klingen kompliziert. Eigentlich ist es aber ganz einfach. Da jeder Fußchirurg einen Hallux-Eingriff nach sich benennen wollte, hat jeder ein bisschen anders gemacht als der andere.

Im Grunde genommen lässt sich das operative Vorgehen auf vier Verfahren herunterbrechen, die jede/r OperateurIn sicher beherrschen muss. Wichtig ist einfach zu wissen: Was mache ich wann? Welches Verfahren angewandt wird, ist vom Ausmaß der Abweichung des Hallux beziehungsweise der Zusatzdeformitäten abhängig. Daher nochmals die wichtige Betonung der individuellen Operationsplanung anhand von:

Röntgenbildern des Fußes unter Belastung von oben und der Seite,

der Fußform,

der ärztlichen Untersuchung,

der Beschwerden,

des Aktivitätsanspruches und der

Co-Deformitäten (siehe oben).

Die Großzehe darf bei der Therapiestrategie nie allein

betrachtet werden, sondern das Wunderwerk Fuß muss immer als Gesamtkunstwerk gesehen werden.

Zudem ist nie die Kosmetik allein Grund für eine Operation. Wer einen krummen Hallux hat, aber beschwerdefrei herumhüpft, wird nicht operiert, sondern versucht alles, damit es nicht schlimmer wird (siehe oben).

Bei der Entscheidung zu einer Operation müssen natürlich auch Risiken beachtet werden, hierzu zählen vor allem Durchblutungsstörungen, die die Wundheilung zum Desaster werden lassen können.

Hier eine einfache Übersicht der grundlegenden Operationsmöglichkeiten eines Hallux valgus. (Liebe Fachkollegen, bevor ihr meckert, bitte mal kurz die Luft anhalten: Ihr lest keine wissenschaftliche Abhandlung, es handelt sich um grobe Beispiele, alles ist sehr vereinfacht dargestellt und berücksichtigt nicht alles erdenklich Mögliche!)

Die Korrektur der Fehlstellung kann an verschiedenen Stellen der Großzehe beziehungsweise des Fußes angegangen werden. Zur Begradigung kann der Knochen des Großzehengrundgliedes, der Knochen am vorderen Ende des ersten Mittelfußknochens, am Schaft, aber auch am hinteren Ende durchtrennt und neu ausgerichtet werden. Dabei können allein die Achse des Knochens, aber auch die Rotationsausrichtung durch eine leichte Drehung um die Längsachse korrigiert werden. Gleichzeitig kann auch die Länge eines Zehs verändert werden. Dabei muss immer auf eine harmonische Beziehung der Zehen zueinander geachtet werden. Schließlich gibt es auch noch die Operation am Gelenk zwischen Mittelfußknochen und Fußwurzel mit Versteifung.

Welche Methode wann angewandt wird, kann grob anhand des Ausmaßes der Fehlstellung festgelegt werden. Wichtig bei der Entscheidungsfindung ist, ob die Fehlstellung noch gerade gerückt werden kann und wie groß die Winkel zwischen Grundglied und Mittelfuß und erstem Mittelfußknochen und zweitem sind. Als Faustformel kann man sich merken: Je größer die bösen Kräfte der Macht am Werk sind, desto weiter hinten am Fuß, respektive am ersten Zehenstrahl, muss dem Einhalt geboten werden.

Die chirurgischen Fachgesellschaften haben eine gemeinsame Leitlinie für die Behandlung des Hallux valgus herausgegeben. Sie kann im Internet eingesehen werden und gibt studiengeprüfte Empfehlungen, wann welches Vorgehen zu wählen ist. Diese Empfehlungen gibt es nicht nur für den Hallux valgus, sondern für fast alle häufigen Erkrankungen.

Fehlstellung im Zehen-Mittelfußgelenk

Hier wird am Grundglied der Zehe angesetzt. Bei einer Fehlstellung, die sich durch Druck von unten gegen den Fuß aufheben lässt, welche also korrigierbar ist, erfolgt eine Knochendurchtrennung (Osteotomie) am Grundglied basisnah. Wenn die Fehlstellung nicht korrigierbar ist, findet die Osteotomie am Schaft des Grundgliedes statt.

Mäßiger Hallux-Winkel zwischen den Mittelfußknochen (<15 Grad)

Der krankhafte Winkel zwischen Mittelfußknochen und Grundglied der Großzehe wird am vorderen Ende des Mittelfußknochens korrigiert. Hier wird der Knochen kurz hinter dem Mittelfußköpfchen v-förmig, gegebenenfalls auch noch schräg durchtrennt. In welche Richtung die Schräge läuft, ist vom übrigen Fußskelett abhängig und individuell zu planen.

Es sollte verhindert werden, dass der Mittelfußknochen stark verkürzt wird, sonst entsteht Druck auf seinen Nachbarn. (Den müsste man dann eventuell auch noch kürzen.) Es ist also eine dreidimensionale Verschiebung. Das Mittelfußköpfchen wird dann nach etwa einem Drittel seiner Dicke nach außen geschoben und die beiden Knochenenden mittig mit einem Draht oder einer Schraube fixiert. Die häufigste Version dieser OP heißt Chevron oder Austin.

Der Knochenüberstand, der auf der Innenseite übrig bleibt, wird geglättet und die Gelenkkapsel innen gerafft, um die guten Kräfte zu stärken. In der Regel werden die Kapsel und die Weichteile außen dabei nicht noch extra geschwächt/durchtrennt.

Großer Hallux-Winkel (>15 Grad)

Hier ist der Winkel so groß, dass eine alleinige Verschiebung des Mittelfußköpfchens nach außen nicht ausreichen würde. Um den Knochen gerade zu stellen, müsste man das Köpfchen so weit nach außen schieben, dass es den Kontakt zum Rest des Knochens verliert. Daher schneidet man den Knochen an seiner Basis, also dem anderen Ende des Mittelfußknochens durch. Hier liegt ja der Scheitel des Winkels, das heißt, kleinere Verschiebungen haben größere Wirkung. Auch hier wird wieder dreidimensional korrigiert und mit einer Schraube, meist aber zusätzlich mit einer stabilen Platte fixiert. Dabei wird das Gelenk zwischen Mittelfuß und dem angrenzenden Fußwurzelknochen versteift. Das ist aber kaum relevant, weil es sowieso durch Bänder kaum beweglich ist. Diese Operation heißt Lapidus-Arthrodese.

Zusätzlich wird das Gelenk zwischen Mittelfußköpfchen und Grundgelenk des Hallux wieder gerade gerückt. Dazu wird der nach innen vorstehende Teil des Köpfchens vorsichtig begradigt, die Kapsel innen gerafft und von der Außenseite her gelockert. Dazu können auch die Sehnen der Muskeln, die die Großzehe nach außen ziehen, eingeschnitten und gelockert werden. Die Sesambeine werden wieder unter das Großzehengrundgelenk zurückverlagert.

Zusätzlich bei Knorpelabrieb (Arthrose) im Hallux-Gelenk

Besteht zusätzlich ein deutlicher Knorpelverschleiß im Großzehengrundgelenk, sollte dieses versteift werden. Die Versteifung eines Gelenkes heißt Arthrodese. Dazu werden die Knochenenden der Gelenkpartner verglättet und mit einer Schraube verbunden. Funktionell hat das oft keine spürbaren Auswirkungen, auch wenn ein flexibles

Abrollen der Großzehe damit verhindert wird – man geht quasi dann immer mit steifer Sohle, wie mit einem steifen Schuh auch. Bei älteren Patienten oder Personen, die nicht viel gehen, kann nach der Entfernung der Gelenk-Enden auch die Kapsel zwischen beide geschoben werden, ohne zu versteifen. Das nennt sich Resektionsarthroplastik.

Kombinationseingriffe

Eines der oben genannten Verfahren plus Verfahren, die die zu sehr belasteten Mittelfußköpfchen, die Krallen- oder Hammerzehen angehen. Dies können sein: Ersatz und Begradigung der Zehengelenke durch Metallstäbchen, Sehnenoperationen, um die Zugrichtung zu verändern und das Gelenk gerade zu ziehen, Verkürzungen der Mittelfußknochen, um sie aus der Belastungsreihe zu nehmen et cetera, zusätzliche Begradigung der anderen Großzehenknochen, Versteifung von Gelenken oder ersatzloses Entfernen, damit sich eine Art reibungs- und damit schmerzfreies Weichteilgelenk bildet.

Bloß nicht überkorrigieren!

Auf keinen Fall darf der Winkel von einem X in ein O überkorrigiert werden. Dann entsteht eine große Lücke zwischen der Großzehe, die jetzt nach innen zeigt statt neutral nach vorne, wie eigentlich gewünscht. Ein Gehen in normalen Schuhen ist nicht mehr möglich, da der Vorfuß viel zu breit geworden ist. Betrachtet man bei einer solchen

Überkorrektur den Fuß oder auch das Röntgenbild, klafft eine große Lücke zwischen Großzehe und zweiten Zehe. Da muss man unwillkürlich an Flipflops als Schuh der Wahl denken.

Die Operation ist nur der Anfang

Die Operation begradigt die Fehlstellung, verheilt und gefestigt ist die neue Stellung aber erst nach circa sechs Wochen.

Bei allen Eingriffen, die eine Raffung von Weichteilen beinhalten, muss auch deren endgültige Verfestigung unterstützt werden. Dazu gibt es bestimmte Verbandstechniken, die den Großzeh während der sechswöchigen Konsolidierung nach innen ziehen. Um nach einer Durchtrennung von Knochen-Enden die ebenfalls circa sechs Wochen dauernde Knochenheilung zu schützen und keine Scherkräfte durch Abrollen einwirken zu lassen, wird ein spezieller Schuh mit flacher, steifer Sohle (»Post-OP-Schuh«) verordnet. Darin darf aber voll belastet werden, Unterarmgehstützen sind nur schmerzadaptiert nötig oder wenn man sich unsicher fühlt. Ein Vorfußentlastungsschuh mit fehlendem vorderen Sohlenanteil ist meist nicht notwendig.

Weil die Wundheilung am Fuß kritisch ist und es oft zu anhaltenden Schwellungen kommt, sollte der Fuß, so oft es geht, zwischendurch hochgelagert werden. Je nach Beruf geht das aber auch im Büro. Zu Wundheilungsstörungen kommt es laut Literaturangaben bei bis zu vier Prozent der Hallux-Operationen.

Nach acht bis zwölf Wochen ist alles überstanden. Schrauben, Drähte oder Platten müssen nicht unbedingt in einer erneuten Operation entfernt werden, nur wenn sie drücken oder stören oder bei jüngeren Patienten.

Das dicke Ende …

Jetzt steht der dicke Onkel wieder gerade, aber das dicke Ende kommt noch: Denn die Veranlagung zum Hallux bleibt auch nach der OP bestehen, und bei gleicher Ursache kommt es wieder zu gleicher Wirkung. Wer also nach einer Hallux-OP erneut zu engen High Heels greift … Die dunkle Seite der Macht wartet nur auf ihre Chance zur Wiederkehr.

Hammer- und Krallenzehen

Unsere kleinen Zehen bestehen aus drei kleinen Knochen, die jeweils durch ein Gelenk verbunden werden. Die drei kleinen Knochen heißen vom Fuß zur Spitze Grundglied, Mittelglied und Endglied, die Gelenke dazwischen Endgelenk und Zwischengelenk.

Im Stehen sind die Zehen gerade, beim Abrollen biegen sie sich durch, und beim Greifen krümmen sie sich. Werden die Zehen aber durch äußere Umstände in eine krumme Haltung gezwungen, verlieren sie ihre Flexibilität. Die drei Zehenglieder können in Form eines Hammers oder einer Kralle steif werden. Beim Hammer wird das

Endgelenk in Überstreckung und das Mittelgelenk in Beugung fixiert, bei der Krallenzehe werden beide Gelenke in Beugung fest. Bei der Malletzehe ist nur das Endgelenk stark abgeknickt.

Weil Schuhe für gerade Zehen, nicht für krumme gestaltet sind, kommt es zu Druckstellen: Schwielen oder Hühneraugen. Auch können Wunden entstehen und sich infizieren. Die äußeren Umstände, die zu dieser Zwangshaltung führen, können Schuhe sein oder der Richtungswechsel der großen Zehe, Hallux valgus (siehe dort). Die zweite Zehe ist besonders häufig vom Platzmangel betroffen, vor allem bei der griechischen Fußform.

Sind die Schuhe zu kurz oder rutscht der Fuß bei hohen Absätzen stetig nach vorne, rollen sich nicht die Zehennägel auf, sondern die Zehen. Je länger der Platzmangel anhält, desto steifer wird die Fehlhaltung, bis man die Zehen auch mit den Händen nicht mehr gerade bekommt. Durch das Zusammenschieben der Zehenglieder entstehen Fehlstellungen, die die Zehe wie einen Hammer oder eine Kralle erscheinen lassen (Abbildung 7).

Daraus leitet sich auch schon ab, wann was zu tun ist. Können die Zehen ihre gerade Haltung noch wiedererreichen, können Schienen oder Verbände sowie flaches Schuhwerk mit ausreichend Platz die Erkrankung aufhalten oder rückgängig machen. Auch Hallux valgus muss natürlich in seine Schranken gewiesen werden.

Sind die Zehen krumm und steif, werden Beweglichkeit und Geradlinigkeit durch eine Operation wiederherge-

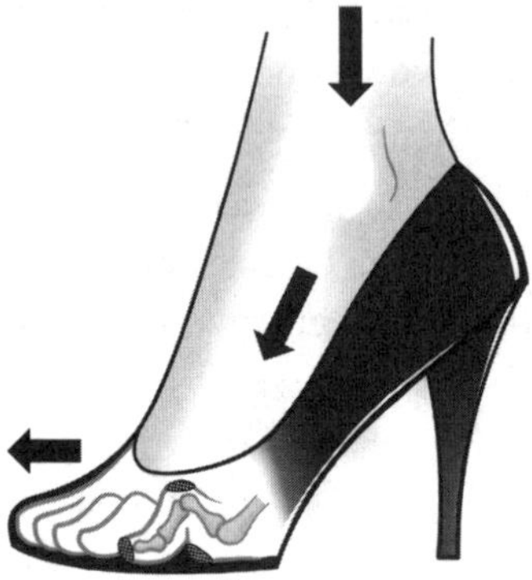

Abbildung 7: In High Heels rutscht der Fuß wie auf einer Rampe nach vorne. Die Zehen stoßen an und werden zusammengestaucht. Die Stauchung formt aus den Zehengliedern einen Hammer oder eine Kralle.

stellt. Dabei wird das steife Gelenk entfernt und die Knochen entweder kurzzeitig oder für immer in gerader Stellung versteift. Das schaut so ähnlich aus, wie wenn Oliven auf einem Zahnstocher aufgefädelt werden. Nur dass statt der Oliven die benachbarten Zehenglieder mit kleinen Stäbchen oder Klammern verbunden werden. Zuvor wird der Knorpel an jedem Ende entfernt, sodass Knochen auf Knochen aneinandergeschoben werden kann und miteinander auf der Schiene fest verwächst.

Zusätzlich können Sehnen umgeleitet werden, damit durch ihren Zug der Zeh in der richtigen Position gehalten wird.

Nach der Operation können Verbände die Zehen zusätzlich in die jetzt gerade Richtung ziehen. Dazu werden feine Gazestreifen wie Zügel gewickelt und ziehen den Zeh nach unten. Ein solcher Zugverband kann bis zu zwölf Wochen sinnvoll sein. Zusätzlich gehören auch hier Fußmuskeltraining und eventuell Lymphdrainage zum Abschwellen zur Nachbehandlung. Wie Finger auch, sind Zehen kleine Mimosen und reagieren auf Verletzungen oder Operation bis zu sechs Monate mit Schwellungen.

Die Sportler, die sportartbedingt besonders häufig mit Deformitäten der Zehen zu rechnen haben, sind die Kletterer. Ob beim alpinen Klettern oder beim Bouldern in der Halle: Die Mehrzahl aller Sportkletterer berichten über Fußprobleme. Davon sind zwar zwei Drittel Nagelprobleme, sehr häufig und stark einschränkend sind jedoch auch Schmerzen und Fehlstellungen der Großzehe. Da beim Klettern sehr enge und kleine Schuhe getragen werden, fördert das Klettern sogar die Entwicklung eines Hallux valgus oder Hallux rigidus. Beide Erkrankungen können schließlich zur Aufgabe des Sportkletterns führen.

Im Mittel werden Kletterschuhe zwei bis drei Nummern kleiner als Straßenschuhe getragen. Eine schottische Studie zeigte, dass 55 von 56 Kletterern Schuhe tragen, die bis zu vier UK-Größen kleiner waren als die Straßenschuhe. 91 Prozent der untersuchten Sportler hatten Fußschmerzen während des Sports. Unter Kletterern hält sich hartnäckig das Vorurteil, dass gute Schuhe wehtun müssen. Und je höhere Schwierigkeitsgrade geklettert werden, desto kleiner müssten die Schuhe sein. Wer also das schmerzverzerrteste Gesicht aufbietet, wer sich nur im

Fersengang zur Wand bewegt und noch während des Abseilens die Schuhe von den Füßen reißt, ist der Beste an der Wand? Weit gefehlt! Andererseits müssen Kletterschuhe eng und so kurz wie möglich sein, um ein gutes Trittgefühl zu ermöglichen. Es ist ökonomischer, am Fels sicher zu stehen, als mit den Armen zu hängen. Daher ist die Fußarbeit beim Klettern die Basis des Vorankommens. Je kleiner der Tritt, desto mehr steht der Kletterer auf den Zehenspitzen. Die Ferse sollte immer oberhalb der Zehen positioniert sein, damit das Körpergewicht direkt von oben drückt. Sonst rutscht man ab. Kann der ganze Ballen Tritt finden, wird je nach Trittbeschaffenheit und geplantem nächsten Schritt die Außenseite oder die Innenseite des Fußes eingesetzt.

Durch die eigentlich zu kurzen Schuhe wird der Fuß in eine Sichelform gezwängt. Mit diesem Haken kann sich der Kletterer mit der Großzehe am Tritt »einhängen«. Manchmal »steht« der Fuß beim Klettern auch dort, wo gar kein Tritt ist, und hält sich allein durch Reibung am Stein. Auch das funktioniert nur mit eng anliegenden Schuhen und unter Ausnutzung der Fuß-, Bein- und Rumpfmuskulatur.

Wer sowieso schon einen Senkfuß oder Spreizfuß entwickelt hat, wessen Füße also ein schwaches Längsgewölbe oder ein schwaches Quergewölbe haben, wessen Füße in der Länge ausgelatscht und der Breite ausgeleiert sind, der hat noch mehr Schwierigkeiten mit Kletterschuhen.

Jeder Fuß ist beim Klettern eine von vier Säulen, von denen möglichst drei immer Kontakt zum Fels haben sollen. Da oft nur kleinste Vorsprünge als Tritte zur Verfügung stehen, kann keinesfalls der ganze Fuß als Stütze eingesetzt werden. Oft ist es nur die Großzehe allein. Auf ihr lastet zwar kurzzeitig, aber wiederkehrend bis zur Hälfte des Körpergewichtes.

Im Fels finden die Zehen in kleinsten Mulden, Dellen oder Kanten genug Halt, um den gesamten Körper zu stützen. Wichtig ist es, erst sicheren Halt zu finden und seinen Füßen zu vertrauen, bevor die Augen den nächsten Tritt suchen und die anderen drei Extremitäten sich bewegen.

Durch die Bogenform des Fußes, das Festkrallen am Fels mit den gebeugten Zehen, aber gleichzeitig das Zusammenquetschen der Zehen durch die Schuhe gewinnt der lange Zehenbeugermuskel eine ungünstige Richtung im Vergleich zum abgeknickten Großzeh. Der Muskel wirkt wie die Sehne eines Flitzebogens und zieht die Großzehe in die x-förmige Fehlstellung. Da das Leben eines Kletterers an seinem Tritt hängen kann, ist der Muskel natürlich gut trainiert und stark. Auch die Fehlstellung wird deshalb »trainiert«. Besonders bei jugendlichen Kletterern mit noch »weichem« Gewebe ist hier Vorsicht geboten, damit der Hallux valgus nicht antrainiert wird. Bei anhaltender X-Fehlstellung entwickelt sich auch leicht eine Arthrose im Großzehengrundgelenk, der Großzeh wird steif (Hallux rigidus).

Eine Ausgleichsgymnastik für das Längs- und Quergewölbe und die den Großzeh abspreizenden Muskeln ist unheimlich sinnvoll. Auch ausgleichende Dehnübungen und Massagen sollten im Anschluss an das Klettern durchgeführt werden.

Nun besitzt nicht jeder Kletterschuh die gleichen Eigenschaften. Einige sind für den individuellen Fuß besser geeignet als andere. Ganz wichtig ist daher die Kaufberatung in einem Fachgeschäft und der Schuhwechsel, wenn es zu anhaltenden Schmerzen oder Problemen kommt. Kletterschuhe dehnen sich durch Wärme und im Gebrauch, vor allem Echtlederschuhe »klettern« sich ein und passen sich dem Fuß an. Profikletterer besitzen verschiedene Schuhe für verschiedene Routen oder gar Kletterpassagen.

Leider hat auch beim Klettern der arme Fuß das Nachsehen gegenüber den Händen. Während Finger gehätschelt und gepflegt, getaped und mit Magnesium griffig gemacht werden, wird der Fuß in sein Gefängnis gezwängt und soll funktionieren.

Während Schwielen und Druckstellen durch die engen Schuhe oft nur lästig sind, können Nagelbettentzündungen kritische Folgen haben. Um besser in die engen, spitzen Schuhe zu passen, schneiden viele Kletterer ihre Nägel zu kurz und zu weit Richtung Nagelwall, sodass der nachwachsende Nagel einwächst, was zu Infekten führen kann. Viele Schuhe sind aus Kunststoffmaterialien und nicht sehr atmungsaktiv. Das kann Fußpilz und Schweißfüße verursachen.

Weil beim Klettern vor allem die Zehen in den Fels »eingehängt« werden, hat Reinhold Messner nach eigenen Angaben beim Klettern Schwierigkeiten. Er hatte schon am Nanga Parbat sieben seiner zehn Zehen verloren. Auch Teile der Großzehen. Ein Bild seiner Füße findet sich auf seiner Facebook-Seite. Das *SZ-Magazin* hatte die Füße 2004 sogar auf dem Titel. Wenn man sich vor Augen führt, was Messners Füße nach der Nanga-Parbat-Expedition noch alles geleistet haben, kann ich nur sagen: Respekt vor dieser Willenskraft!

Haut- und Nagelprobleme

Bevor wir unsere Füße den größten Teil ihres Lebens in Schuhe steckten, lag viel größeres Augenmerk auf ihnen. Da viel mehr zu Fuß gegangen wurde, auch weitere Strecken, mussten die Fußwerkzeuge einwandfrei funktionieren und regelmäßig gewartet werden, so wie heute unser Transportmittel Nummer eins, das Auto. Im Altertum und der Antike war Fußpflege daher wahrscheinlich alltäglicher als heute. Angeblich hat sich bereits der griechische Philosoph und Arzt Hippokrates (460–377 v. Chr.) mit Hornhaut an den Füßen und was dagegen zu tun sei beschäftigt.

Blasen – Haut unter Stress

Wieso hat Roger Federer 2017 das Wimbledon-Finale gewonnen? Unter anderem, weil sein Gegner Marin Čilić wegen Blasen am linken Fuß massiv gehandicapt war und mehrmals medizinische Hilfe suchen musste. Schmerzen und Frust waren so groß, dass er ins Handtuch heulte.

Und wieso hat Roger Federer 2018 das Halbfinale der Australian Open gewonnen? Weil sein südkoreanischer

Gegner wegen einer Blase am Fuß aufgeben musste! (Übrigens hat Federer das Australian-Open-Finale 2018 dann gegen Marin Čilić auch ohne Blasen gewonnen.)

Wieso hat so eine kleine Verletzung eine so große Wirkung? Wieso konnten die Ärzte nicht helfen? Und wieso konnten die Tennisprofis die Blasenbildung mit ihrer langjährigen Sporterfahrung nicht einfach verhindern?

Wieso eigentlich haben wir nur an Füßen oder Händen Blasen, nicht aber am Knie oder hinter dem Ohr? Das liegt an der Anatomie. Hände und Füße bedeckt eine andere Sorte Haut als den übrigen Körper, die Hornhaut oder Leistenhaut (siehe Anatomie). Die Hornhaut besteht aus mehreren Schichten abgestorbener Hautzellen. Diese Schichten können durch Reibung, also Scherkräfte, gegeneinander verschoben werden. Es kann sich Haut an Haut, Haut an Socke oder Haut am Schuh reiben. Dadurch löst sich der Kleber zwischen den Schichten, und sie heben sich voneinander ab. Hohlräume füllt unser Körper mit Wasser – eine Blase entsteht. Je tiefer die Schichten liegen, zwischen denen sich die Blase bildet, desto schmerzhafter (weil mehr Nervenenden in der Nähe) und desto länger die Heilung (weil ja mehr Schichten darüber abgehoben werden). Die Haut am übrigen Körper ist viel dünner. Bei Druck oder Reibung kommt es hier eher zu einem Abscheren der oberen Schicht – eine Wunde entsteht – oder zu einem Riss in den Blutgefäßen unter der Haut – eine Rötung, ein blauer Fleck oder Hämatom entsteht. Nur bei lange einwirkendem statischen Druck – ein Zustand, den der Gesunde nicht kennt – von innen oder außen kann es zu sogenannten Spannungsblasen kommen.

Beim Sport schwitzen wir zudem meist irgendwann. Dann bildet sich Schweiß – vor allem an Händen und Füßen, weil hier besonders viele Schweißdrüsen vorhanden sind (siehe Anatomie). Wenn der Schweiß nicht gut abgeleitet wird, zum Beispiel durch saugfähige Socken, dann entsteht eine kleine feuchte Sauna, und die Hornschichten der Haut quellen zusätzlich auf. Dadurch lassen sie sich noch leichter gegeneinander verschieben!

Um Blasen zu vermeiden, sollte also Reibung vermieden werden und die Füße trocken bleiben.

Daher ist es besonders für Sportler wichtig, auf gut sitzende Schuhe und Strümpfe zu achten und ausgeleierte Socken wegzuwerfen. Zudem sollten die Socken atmungsaktiv und flüssigkeitsableitend sein, wie zum Beispiel Baumwollsocken. Gut sitzende Zehensocken können auch den Schweiß zwischen den Zehen abtransportieren. Schuhe sollten keine Druckstellen verursachen, hier sind oft die Nahtstellen Risikoorte. In vielen Schuhen möchte man (frau) barfuß laufen, dann kann ein Fußpuder für Trockenheit sorgen, und die Riemchen sollten weich sein und nicht zu locker sitzen. Es gibt auch spezielle Fußcremes, die die Reibung, so sie auftritt, in ein Gleiten umwandeln sollen. Das Einfachste ist Hirschtalg. Anti-Transpirantien vermindern die Schweißbildung, enthalten aber das in der Diskussion stehende Aluminiumhydroxychlorid. Beweise für eine Schädlichkeit haben aber bisher weder die WHO noch das BfR (Bundesamt für Risikobewertung) finden können.

Oben genannte Tennisspieler wussten all das sicherlich. Bei einem fünfstündigen Tennismatch aber versagt irgendwann auch die beste Socke. Trotzdem habe ich noch nie einen Tennisspieler auf dem Court seine Socken wechseln sehen, wenn die alten durchgeweicht waren …

Was aber machen, wenn die Blase erst mal da ist?

Zunächst mal dafür sorgen, dass keine weitere Reibung wirken kann. Das kann schwierig sein, wenn man in den neuen Bergschuhen unterwegs ist und der Weg ins Tal weit. Also vielleicht Schuhe anders binden, Socken glätten, ein Zwischenpolster einlegen.

Eine Blase aber drückt noch mehr als die Haut im Ausgangszustand, denn nun hat man ja eine Beule, von der Flüssigkeit verursacht. Oft ist der Druck auch so groß oder die Reibung hat nicht früh genug aufgehört, dass die Blase schon aufgerieben wurde.

Das Dilemma: Zum einen sollte der Druck entlastet werden, zum anderen schützt die Hülle der Blase aber davor, dass die tieferen »rohen« Hautschichten offen daliegen und Bakterien eindringen können.

Theoretisch könnte man die Blase anstechen, damit die Flüssigkeit ablaufen kann, die Blasendecke zum Schutz aber belassen wird. Wenn die Flüssigkeit abgelaufen ist, legt sich die Haut meist wieder wie eine Schutzdecke an. Danach aber muss Reibung vermieden werden, sonst schert es diese Hülle ab. Da dazu aber sorgfältig desinfiziert werden muss und die Nadel zum Piksen steril sein soll, bleibt diese Lösung eher medizinischem Fachpersonal vorbehalten. Aber natürlich geht niemand wegen einer Blase in die Notaufnahme! Meine Oma sagte immer bei offenen Blasen: »Halt's zum Säubern halt unters Wasser, des brennt dann a bissl und dann is guat.« Irgendwann verschorfte die Wunde, darunter wuchs neue Haut nach, der Schorf fiel ab, und tatsächlich war es gut. Tja, nur die Harten kommen in den Garten.

Eine weniger martialische Lösung, die sowohl die schon offene Blase schneller heilen lässt als auch die noch geschlossene schützt, ist das »Blasenpflaster«. Hierbei handelt es sich um eine Art aufklebbare gummiweiche Schutzhaut. Es besteht aus einer Folie, in die eine Matrix eingelagert ist, die aus einer Art Geliermittel besteht. So kann Feuchtigkeit aufgesaugt und von der Wunde weggeleitet werden, während zugleich die Wunde vor dem Austrocknen geschützt wird. Dadurch wird die Zellneubildung und somit die Heilung angeregt, und die Wunde ist gleichzeitig vor dem Eindringen von Bakterien geschützt. So ein Pflaster kann und soll einige Tage auf der Wunde verbleiben. Dann rentiert sich auch der höhere Preis im Vergleich zu einem normalen Pflaster, welches täglich gewechselt wird.

Wird eine Blase missachtet oder nicht bemerkt, kann sie durch anhaltende Reibung immer tiefer werden und sich infizieren. Im schlimmsten Fall können die Bakterien so bis zum Knochen vordringen. Vor allem Diabetiker mit angeschlagener Empfindungswahrnehmung sollten regelmäßig ihre Füße auf Blasen und Druckstellen kontrollieren.

Das Beispiel der Tennisprofis zeigt, dass man Blasen vorbeugen kann, diese aber auch bei bester Prophylaxe auftreten können (Roger Federer hat jedenfalls kein Wundermittel gegen Blasen, auch er hatte schon welche, musste aber noch nie deswegen aufgeben).

Dornwarzen – Stachel in der Sohle

Verrucae plantares, Warzen an der Fußsohle, werden durch Viren hervorgerufen (humane Papillomaviren, eine Gattung mit mehr als 110 Typen, die u. a. auch Gebärmutterhalskrebs verursachen kann). Die Dornwarzen kommen häufig bei Kindern und Jugendlichen (bis zu 20 Prozent) vor. Auch weil diese noch eher barfuß laufen, ihre Hornhaut nicht so dick und undurchdringlich und vor allem ihr Immunsystem noch nicht so ausgereift ist wie beim Erwachsenen. Hier sind es nur insgesamt zwei Prozent Betroffene. Dies dann vor allem Personen mit geschwächtem Immunsystem, auch Diabetiker. Die Viren dringen durch kleinste Verletzungen der Hornhaut – rissige Haut, Kratzer oder aufgeweichte Haut, aber auch bei Schweißfüßen – bis zur ersten Zellschicht vor. Diese Zellen heißen Keratinozyten, also Zellen, die die Hornschicht bilden. Die Viren übernehmen die Kontrolle über diese Zellen, zwingen sie zur übermäßigen Vermehrung und Hornproduktion. Diese Zell- und Zellproduktmasse wird von dort wie ein Stachel in die Tiefe gedrückt, bis ans Unterhautfettgewebe und an Nervenenden, im Extremfall auch bis an die hochempfindliche Knochenhaut heran. Weil man sich die Erreger beim Barfußlaufen »eintritt«, finden sie sich an den

Hauptbelastungszonen der Fußsohle, oft zu mehreren. Das ist besonders gemein, denn jeder Schritt schmerzt dann. Von der Infektion bis zur sichtbaren Warze können Monate vergehen. Es gibt auch durch den gleichen Erreger verursachte Warzen an der Hand, dort wachsen sie jedoch, weil sie Platz nach oben haben und nicht ständig auf ihnen herumgetrampelt wird, nicht als Dorn in die Tiefe, sondern als Haufen in die Höhe. Die Dornwarze ist deshalb eine umgedrehte »gemeine« Warze.

Häufig bildet sich über der Warze eine Druckschwiele (der Körper ist ja nicht blöd und versucht zu polstern), aber wenn diese Extra-Hornschichten entfernt werden, wird ein schwarzer Punkt sichtbar, umgeben von einer weißen, körnigen Masse. Der schwarze Punkt, der zentrale Dorn, ist ein kleiner Blutpfropf und die weiße Masse tote Zellen und abgestorbenes Horn. Die Hautlinien, also unser »Fuß-Fingerabdruck«, sind an dieser Stelle zerstört. Sich mit ausreichend Dornwarzen zu infizieren, wäre theoretisch eine adäquate Methode, um der Spurensicherung zu entgehen. Über den Dorn wird aber auch Virennachwuchs an die Haut transportiert und kann so bei jedem Schritt in der Umgebung verteilt werden. Schwimmbadbesuche, Sauna, Handtuchtausch und »Füßeln« sollten in dieser Phase vermieden werden. Auch die eigenen Finger sollten nicht an der Warze manipulieren. Zur Vorsorge sollten die Füße gut gepflegt werden, denn trockene Haut ist rissige Haut! In feuchten öffentlichen Räumen (Schwimmbad, Sauna) sollten besser Badeschlappen getragen werden.

Da Viren in den Zellen ein ungebremstes Wachstum

auslösen, könnte sich bei Missachtung der Warzen nach Jahren prinzipiell ein Hauttumor (Plattenepithelkarzinom) daraus entwickeln.

Doch wie wird man die Warzen wieder los? Zahlreiche Mythen ranken sich darum. Von Maßnahmen, die den Vollmond, schwarze Katzen und Friedhöfe beinhalten, bis zu Schneckenschleim, Krötenkontakt und persönlicher Ansprache. Knoblauch ist auch unter den angeblichen Heilmitteln. Es gibt sogar ein Warzenkraut, welches helfen soll: Schöllkraut, dessen Saft aus giftigen Alkaloiden auf die Haut aufgetragen wird.

Effektiver und heutzutage einfach zu bekommen sind Tinkturen oder mit diesen getränkte Pflaster, welche den Dornstachel auflösen, bis zu den befallenen Zellen vordringen und diese töten. Inhaltsstoffe sind etwa Salicylsäure oder Monochloressigsäure. Die Hornschicht muss vor Beginn der Behandlung entfernt werden, sodass der Pfropf sichtbar ist. Das Mittel wird dann aufgetragen, die umgebende gesunde Haut kann mit einem Pflastertape geschützt werden. Die Tinkturen lassen das Gewebe absterben, und es löst sich. Vor einem erneuten Auftragen der Tinktur sollte das abgestorbene Gewebe entfernt werden, dabei am besten Handschuhe tragen. Die Behandlung kann bis zu zwölf Wochen oder länger dauern, bis Schicht für Schicht und schlussendlich auch die befallenen Zellen entfernt sind.

Einige dieser Mittel sind frei verkäuflich, weitere verschreibungspflichtige wirken ähnlich oder über eine lokale Aktivierung des Immunsystems.

Auch Vereisen (Kryotherapie) kann eine Therapieoption sein. Das Gewebe wird bis auf - 57 Grad gekühlt und fällt ab. Auch hier können mehrere Behandlungen (meist circa drei) notwendig sein, bis der Grund des Übels erreicht ist. Die Kryotherapie beim Arzt kann noch deutlich niedrigere Temperaturen erzielen. Fachleute können auch Laser oder Elektrokauter (Strom) zum Abtöten der befallenen Zellen und ihrer Geiselnehmer anwenden. Wirkt das nicht, muss die Warze chirurgisch ausgehöhlt oder gar ausgeschnitten werden. Manchmal verschwinden die Warzen auch von allein, wenn das eigene Immunsystem ein Kampfmittel gefunden hat. Dies ist häufig bei Kindern und Jugendlichen der Fall, wenn das Immunsystem reift. Einer Aktivierung des Immunsystems liegen vermutlich auch die »Heilungserfolge« durch oben genannte »Mittel«, durch Hypnose und Autosuggestion zugrunde. Leider kommt es häufig zur Wiederkehr der Warzen, wenn nicht alle Viren bei der Behandlung ausgerottet wurden oder das Immunsystem seine Wachsamkeit einbüßt.

Schweißfüße und Käsemauken

Wer kennt das nicht? Ob der Sitznachbar in der Bahn oder das Date, das schuhlos neben einem auf dem Sofa sitzt … wie oft breitet sich ein muffeliger Gestank aus, wenn Menschen die Hüllen an den Füßen fallen lassen?

Aber wie viele Menschen haben tatsächlich Schweißfüße? In der Literatur finden sich keine verlässlichen Zahlen. Die echte vermehrte Schweißbildung, die ärztliche Behandlung erfordert, betrifft nur sehr wenige Menschen, circa 0,6 bis 1 Prozent der Bevölkerung. Hierbei handelt es sich um eine Fehlfunktion der Schweißdrüsen, die keine Grenzen mehr kennen und dann operativ verödet werden müssen. Das ist jedoch die Ausnahme.

Der gemeine Schweißfuß betrifft gefühlt (oder eher gerochen) jeden Zweiten, wobei nicht nur nach weiblicher Nase, sondern auch Studien zufolge Männer häufiger betroffen sind als Frauen.

Der Schweiß soll gemeinsam mit den Rillen in der Leistenhaut für bessere Bodenhaftung sorgen. Gleichzeitig werden Dufthormone darin verteilt. Reguliert wird die Menge der Schweißabsonderung durch Hormone. Müssen wir vor wilden Tieren fliehen, werden Stresshormone wie Adrenalin und Cortison ausgeschüttet. Die Schweißproduktion steigt, damit wir beim Wegrennen nicht ausrutschen und gefressen werden.

Auch ein Vortrag vor fremden Menschen oder das erste Date bedeuten Stress, und wir bekommen feuchte Füße. Warum aber stinken diese so? Schweiß ist doch nur Wasser mit Salz versetzt? Und wie kommt es dazu, dass unsere Füße müffeln, unsere Hände aber nicht? Die Haut, die da schwitzt, ist doch die gleiche?

Während wir unsere Hände überwiegend in Frischluft einsetzen und regelmäßig waschen, trocknen und cremen, wird der arme Fuß in synthetische Socken oder Schuhe gesperrt. Auch bei der Pflege hat er gegenüber den Händen das Nachsehen.

Das lockt Bakterien an. Bakterien finden sich überall auf unserer Haut, sie leben mit uns, profitieren von uns und schützen uns. Normalerweise findet sich ein ausgewogenes Gleichgewicht verschiedener Bakterienarten. Bekommt eine Art aber ihre bevorzugten Lebensbedingungen geboten und eine andere Art ungünstige, verschiebt sich das Gleichgewicht. Durch Schuhe und Socken bieten wir Bakterien, die es warm und feucht mögen, ein kuscheliges Milieu. Diese so bevorzugten Milchsäurebakterien scheiden jedoch Stoffwechselprodukte aus, die wie vergorene Milch oder Schimmelkäse stinken.

Was also tun?

a) Den Gestank der Bakterienkacke übertünchen
b) Weniger schwitzen
c) Den Bakterien den Garaus machen

a) Das geht recht einfach, indem wir Deo oder Parfüm in regelmäßigem Abstand über die Füße schütten. Wirkt kurzfristig, aber nicht nachhaltig und bekämpft nicht die Ursachen.

b) Die Maximalvariante der Schweißhemmung, die Verödung oder Lahmlegung der Schweißdrüsen, kommt wirklich nur in pathologischen Härtefällen in Betracht. An und für sich ist Schwitzen ja etwas Gutes. Schweiß sorgt für Kühlung und ein gutes Hautklima. Wer vor Aufregung übermäßig schwitzt, kann auch versuchen, sich Übungen zur Stressreduktion anzueignen, zum Beispiel autogenes Training, Meditation et cetera.

Anti-Transpirantien sind »Gegen das Schwitzen«-Mittel. Sie reduzieren tatsächlich die Schweißmenge. Fast immer sind es Deos, die zusätzlich als Inhaltsstoff Aluminiumsalz enthalten. Dieses verstopft zusammen mit losen Hautschuppen als Pfropfen den Ausgang der Schweißdrüse oder klebt ihn ganz zu. Da Schwitzen den Sinn hat, unsere Körpertemperatur kühl genug zu halten, sind diese Mittel kleinflächig und nicht als Ganzkörperdeo anzuwenden, sonst droht das Ende des goldüberzogenen Bond-Girls in »Goldfinger«. Durch die Schweißreduktion bleibt die Haut trockener, und die Bakterien bekommen weniger zu fressen. Leider reizen die Aluminiumsalze die Haut. An der Fußsohle ist das nicht so häufig, weil die Hornhaut eher unempfindlich ist (im Gegensatz zur Achselhöhle).

Für normale Schwitzer reicht eine geringe Dosis Aluminiumsalz im Deo (Drogeriemarkt), für übermäßige (krankhafte) Schwitzer kann die Konzentration schon mal 30 Prozent (Apotheke, Beipackzettel genau beachten) betragen. Damit die Schweißdrüsen gut gestopft werden können, muss der Eingang frei zugänglich sein, die Haut muss also vor dem Auftragen gewaschen und getrocknet werden (Kleber hält nicht auf einer feuchten Fläche). Die Anwendung sollte so selten wie möglich erfolgen.

»Normale« Schwitzer können den Bakterien die Nahrung auch entziehen, indem sie den Schweiß ableiten. Dazu eignet sich Puder, das den Schweiß aufsaugt. Oder Socken aus saugfähigem, atmungsaktivem Material, die den Schweiß aufnehmen, aber natürlich regelmäßig gewechselt werden müssen. Synthetikmaterial ist nicht zu empfehlen, sonst feiern die Bakterien Party!

c) Es gibt viele (Haus-)Mittel, die antibakteriell oder antiseptisch wirken. Sie enthalten also Stoffe, welche Bakterienwachstum, -vermehrung oder deren Stoffwechsel hemmen. Diese Stoffe können in Einlegesohlen eingearbeitet sein, in Socken, in Cremes oder als Fußbad angewendet werden.

Salbei: als Zusatz im Fußbad oder auch für den ganzen Körper als Tee

Apfelessig: als Fußbad

Backpulver: als Fußbad oder Puder, ist billig, gern genutzt in Kombination mit:

Teebaumöl: als Fußbad, stinkt wie Hölle, ist aber ein kleiner Alleskönner gegen Pickel, Zahnfleischentzündung, Schuppen et cetera.

Schwarzer Tee: als Fußbad, führt dazu, dass sich die Schweißporen zusammenziehen, enthält Tannin, welches antibakteriell wirkt.

Einlegesohlen mit Zimt, Zedernholz, Silberionen oder Kupferfasern. Wirken gegen den Geruch und gegen Bakterien.

Socken mit Silberfäden oder Kupferfasern, aus Naturmaterialien, Baumwolle

Nicht zu empfehlen (auch wenn ich einige dieser »Tipps« in Schweißfußselbsthilfeforen entdeckt habe …):

- Fußbad in Alkohol, speziell Wodka … Alkohol tötet zwar Bakterien, trocknet aber die Haut aus und macht sie rissig. Zudem unterscheidet Alkohol nicht zwischen guten Bakterien und der bösen Seite der Macht. Die Anwendung per oraler Aufnahme würde ich jetzt auch nicht unbedingt als nützlich erachten. ☺

- Mundspülwasser: kann man machen, muss man nicht … antibakteriell wirkt es aber durchaus.

- Salzbad: Salz wirkt osmotisch auf die Bakterienwände, es lässt sie praktisch zusammenschrumpeln und vertrocknen. Das Gleiche macht Salz auch mit den Hautzellen. Also, nach der Anwendung gut pflegen, sonst sehen die Füße bald aus wie Rosinen.

- Ingwer: pürieren und den Brei auf die Füße schmieren … also nee, mit Lebensmitteln soll man nicht spielen.

- Hafermehl: pürieren und den Brei auf die Füße schmieren … also nee, mit Lebensmitteln und so weiter

- Knoblauch: pürieren und den Brei auf die Füße schmieren … ähm??? Ja, die Füße riechen sicher nicht mehr nach Schweiß, sondern …

- Wer sich »Semmelbrösel in den Socken hält den ärgsten Schweißfuß trocken« ausgedacht hat, sollte bitte das Kapitel Blasenbildung lesen.

Meine Favoriten:

- Fußbad aus Salbei: entweder aus 1 l Wasser mit zwei Beuteln Salbeitee oder mit vier Teelöffeln getrockneten Blättern. 15 Minuten baden, gut trocknen. Oder als Tee zubereiten und vor dem Zubettgehen kalt trinken (Achtung bei Magenbeschwerden).

- Fußbad aus ein paar Tropfen Teebaumöl und einer Packung Backpulver mit 3 l warmem Wasser. Die Füße darin bis zu 20 Minuten lang baden.

- Fußbad aus 50 g Eichenrinde, Thymian, Walnussblättern und Weidenrinde zusammen mit 20 g Eukalyptusblättern und 3 l Wasser, 15 Minuten köcheln lassen, auf lauwarm abkühlen lassen, 20 Minuten baden.

Und ganz grundsätzlich: Nach ALLEN Fußbädern und jeder Dusche die Füße, insbesondere die Zehenzwischenräume, gut abtrocknen. Füße täglich waschen, trocknen und pflegen. Gerne auch pudern oder mit Backpulver einreiben. Zusätzlich antibakterielle Socken tragen (oder normale Baumwollsocken, gegebenenfalls mehrmals täglich wechseln). Atmungsaktive Schuhe tragen, entweder aus gutem Leder, auch die Sohle sollte aus Leder sein beziehungsweise atmungsaktiv, oder aus modernen Luft/Wasser abtransportierenden Materialien. Schuhe regelmäßig wechseln, nachts mit Zeitungspapier ausstopfen und austrocknen lassen, auch an der Luft (zum Beispiel bei Arbeitsschuhen, die täglich getragen werden). Damit sollte niemand mehr Fersengeld geben müssen, wenn einer seine Schuhe auszieht.

Kleiner Nagel, große Sorgen

Kaum jemand findet seine Zehennägel hübsch. Frauen können ihr Leid wenigstens noch mit Lack übermalen. Vor allem der Kleinzehennagel steht im Schuhwerk oft ständig unter Druck, aus Protest trägt er dick auf oder macht sich krumm.

Allein schon an die Nägel heranzukommen bereitet manchem solche Schwierigkeiten, dass er es ganz lässt. Das Pflege- und Arztpersonal in Kliniken kann ein Lied singen von sich selbst überlassenen Fußnägeln. Im schlimmsten Fall umrunden diese ungehemmt wachsend einmal die Zehenkuppe und können nur noch mit der Flex gekürzt werden.

Der vordere Nagelanteil, also der Teil des Nagels, der sichtbar ist, ist eine Platte aus abgestorbenen Hornzellen. Nichts anderes, als was beim Pferd den Huf umhüllt oder bei der Katze die Krallen bildet. Der Teufel liegt im Detail. Der eigentliche Nagel ist eine Platte, die einfach daliegt. Er liegt auf dem Nagelbett, das ihn polstert, ihn festhält und ihm die Richtung weist. Ein Nagel sollte schließlich gerade nach vorne wachsen! Ist das Nagelbett verletzt, weiß der Nagel nicht mehr, wohin die Reise geht. Er bildet Wellen oder hebt ab.

Den lebendigen Teil des Nagels sehen wir nicht. Dieser Teil heißt Nagelmatrix und liegt in einer Ausstülpung zwischen Knochen und Haut.

Die Ränder zwischen Nagelplatte und den um sie herumliegenden Weichteilen dichten die Nagelhaut ab. Diese kleine Feinheit hat eine große Wirkung:

Entzündungen und eingewachsene Nägel (Paronychie/Panaritium)

Denn da fängt das Schlamassel an! Einige (vorwiegend weibliche) Menschen schieben die Nagelhaut gerne vom Nagel ab, damit dieser länger wirkt und der Lack ebenmäßiger aufzutragen ist. Keine gute Idee! Denn die Nagelhaut ist eine Schutzbarriere, die Bakterien den Weg vom Nagel in die empfindliche Matrix oder unter den seitlichen Nagelwall, sprich in die Tiefe, verweigert. Mehr gerissene als geschnittene, scharfkantige Nagelränder können die Unterlage oder die Haut neben dem Nagel verletzen und Bakterien den Weg in die Tiefe eröffnen.

Die Nagelplatte wächst als Rechteck. Die Zehe ist vorne rund. Was also liegt näher, als den Nagel vorne auch rund zu schneiden?

Leider versteht der Nagel dieses Beauty-Konzept nicht. Er wächst der Schnittkante entlang nach – und der Rundung entsprechend dann vorne in die Breite. Konfliktpotenzial tut sich auf, denn der Nagelwall ist damit nicht einverstanden. Langfristig wächst der Nagel dann in den Nagelwall ein.

Auch Druck durch Schuhwerk, der den Nagel in die Weichteile presst und diese verletzt, kann eine Ursache für Infektionen sein. Die Großzehe ist am häufigsten betroffen.

Wenn Bakterien unter die Haut gehen, kommt es dort zum Kampf mit unseren Immunzellen. Eiter bildet sich, und das Massaker kann bis zum Knochen oder Fingergelenk gelangen. Eine Nagelbettentzündung, die verschleppt wird, kann sogar in der Amputation des Finger- oder Zehengliedes enden!

Das jedoch ist die absolute Ausnahme und das Damoklesschwert, um manch beratungsresistentem Nagelterroristen die korrekte Nagelpflege beizubringen!

Ein Nagel gehört mit einem scharfen Nagelknipser gerade abgeschnitten. Ist trotz aller Vorsicht das Nagelbett entzündet, helfen im Anfangsstadium desinfizierende Fußbäder. Fängt es neben oder unter dem Nagel oder gar in der Zehenbeere an zu pochen und zu klopfen, muss operiert werden. Ist ein eingewachsener Zehennagel der Grund der Entzündung, muss er verschmälert und wieder zum Rechteck zurechtgestutzt werden. Dabei wird ein schmaler Streifen des gesamten Nagels, also auch des unsichtbaren Teils unter der Haut, herausgeschnitten. So wird der Nagel verschmälert (Emmert-Plastik).

Nagelpilz (Onychomykose)

Pilze gehören in den Wald! Aus medizinischer Sicht ist Nagelpilz kein bedrohliches Problem, aber eine störende Widrigkeit. Der Pilz durchdringt unter dem vorderen Nagelende an der Unterseite die Schutzhaut zum Nagelbett und dringt von der Unterseite her in den Nagel ein. Dabei verfärbt und verdickt er die Nagelplatte. Manchmal kommt es dadurch auch zur Ablösung des Nagels.

Und wer ist der Übeltäter? Eine Pilzgattung namens Dermatophyten. Ihre häufigsten Vertreter heißen Trichophyton rubrum oder mentagrophytes. So häufig, dass es sich ungefähr um Herrn Meier und Frau Müller der Pilzpopulation handelt. Bei schwacher Immunabwehr kann der Nagelpilz auch auf die Haut des Fußes übergreifen und zum Fußpilz ausarten.

Medikamente, die auf den Nagel aufgetragen werden, sind leider meistens unwirksam, da der Pilz ja unter dem Nagel wohnt. Wenn einer Schildkröte der Panzer gekrault wird, kribbelt es ihr ja auch nicht am Bauch.

Manche Lacke oder Cremes lösen von oben her den erkrankten Nagel auf und befreien dann das Bett vom Pilz. Der Nagel muss von der Matrix her nachwachsen, eine langwierige und Geduld erfordernde Sache. Studien konnten nur eine geringfügig bessere Heilungsrate als ohne Behandlung erreichen.

Um das Problem direkt von unten anzugehen, müsste man also ein Medikament zuführen, das über das Nagelbett die Nagelunterseite mit seinem fiesen Untermieter erreicht. Das geht nur über das Blut, also über Tabletten oder Spritzen. Diese Anti-Pilz-Medikamente bedürfen jedoch einer sehr langen Einnahmedauer von 90 Tagen, weil Medikamente nur auf aktive Pilze wirken. Pilze aber sind faule Zeitgenossen und legen sich gerne mal abgekapselt schlafen. Dann kommt keiner an sie ran. Auch diese Medikamente sind teuer, versagen in 70 Prozent der Fälle, und bei 30 von 100 Betroffenen kommt der Nagelpilz zurück.

Das beste Heilmittel ist also die Vorbeugung: dem Pilz gar nicht erst eine gemütliche Behausung anbieten. Weil Pilze es warm und feucht mögen (jeder Pilzsammler weiß, wo er im Wald suchen muss), gilt: regelmäßige Wäsche, gutes Abtrocknen, saugfähige Socken und häufige Sockenwechsel sowie atmungsaktive Schuhe. Vor allem für regelmäßige, sportambitionierte Läufer ist das wichtig.

Verdickte Nägel (Onychogrypose)

Wer kennt das nicht? Neue Wanderschuhe, Urlaub, der erste Tag, mit der Seilbahn rauf und zu Fuß runter zum Einstieg, und dann: Der Nagel verfärbt sich blau. Einige Wochen später löst er sich ab und ein dicker, unförmiger Nagel wächst nach. Unförmig und krumm. Kosmetisch sehr störend, aber selten schmerzhaft. Andere Szenarien für selbiges Endergebnis wären ein Marathonlauf in zu kleinen Schuhen oder ein schwerer Gegenstand, der auf den Nagel gefallen ist. In der Sportmedizin bekannt ist das Phänomen der blauen Zehennägel als »tennis toe«. Besonders beim Aufkommen nach dem Aufschlag, aber auch bedingt durch die vielen Richtungswechsel und dem Gleiten auf Sandplätzen, rutschen die Zehen der Spieler im Schuh nach vorne und prallen jedes Mal im Schuh vorne an. Durch den akuten oder sich wiederholenden Druckschaden kommt es zur Quetschung im Nagelbett mit vielen minimalen oder einer heftigen Blutung. Der Bluterguss unter dem Nagel hebt diesen vom Nagelbett ab. Der nachwachsende Nagel kann in die Lücke wachsen, weil ein Zwischenraum zwischen Nagelbett und altem Nagel entstanden ist. Dann aber wächst er dicker nach und hebt dabei den alten Nagel irgendwann ganz ab.

Ist ja irgendwie verständlich, oder? Wenn einer eins auf die Mütze bekommen hat, versucht er das nächste Mal stärker zu sein!

Im Extremfall soll es Nägel geben, die eine Dicke bis einen Zentimeter erreichen! Da ist ganz schön viel wiederholter Druck nötig. Selbst fußchirurgische OP-Anleitungen raten dann nicht zum Skalpell, sondern zur Holzfeile. Oder zum Schleifaufsatz für die Hobbybohrmaschine.

Wenn auch das nicht hilft, muss der Nagel entfernt und die Nagelmatrix verödet werden. Da wächst dann kein Gras, äh … Nagel mehr. Und das ist funktionell gar nicht so schlecht.

Wenn es nach einem akuten Trauma heftig unter den

Nagel geblutet hat, es wahnsinnig wehtut, pocht und klopft, hilft nicht nur der Chirurg weiter, sondern auch der Bürohengst. Eine simple Büroklammer, aufgebogen und über einem Feuerzeug erhitzt, bohrt ein Loch in den Nagel und sorgt für Entlastung. Klingt martialisch, tut aber nicht weh. Ein Pferd heult ja auch nicht beim Hufebeschlagen.

Allerdings sollte man es nicht so weit treiben, wie von einem Profifußballer von Aston Villa kolportiert wird. Der praktisch veranlagte junge Mann wollte kurzerhand sein Nagelhämatom entlasten und griff dafür zur Bohrmaschine aus seinem Handwerkersortiment. Leider hat er angeblich nicht rechtzeitig aufgehört zu bohren, sodass sich der Bohrer einmal durch den ganzen Zeh fraß …

Crash! Boom! Bang! – Knochenbrüche am Fuß

Endlich kommen wir zu des Pudels Kern! Als Unfallchirurgin sind Brüche mein Metier. Ich habe täglich mit gebrochenen Knochen zu tun, großen und kleinen. Doch oft gilt: Je kleiner der Knochen, desto größer der Schmerz.

Zehenfrakturen

Erinnern Sie sich an die »Herr der Ringe«-Trilogie? An den zweiten Teil, als Aragorn und die anderen Gefährten die von Orks entführten Hobbits verfolgen, auf ein Schlachtfeld treffen, die Freunde tot wähnen und Aragorn vor Wut und Schmerz gegen einen Helm tritt? Der Schmerzensschrei des Schauspielers Viggo Mortensen soll echt gewesen sein und er sich bei dieser Aktion tatsächlich zwei Zehen gebrochen haben.

Und ob Jonas Kaufmann das hohe C sang, als ihm im Sommer 2018 beim Kicken mit seiner Familie ein Zeh (C!) brach? Er musste sein nächstes Konzert in Turnschuhen und sitzend absolvieren.

Ein in nächtlichen Notaufnahmen immer wieder geschilderter Unfallhergang ist ein weitaus trivialerer: Nachts aufgewacht, Wasserlassen gemusst, im Dunkeln zum Klo gelaufen und dann vergessen, wo es zurück ins Bett geht, und mit den Zehen gegen den Bettpfosten getreten. Wenn dieser im Weg steht – zieht die Zehe den Kürzeren. Manchmal ist es auch der Türrahmen, der plötzlich 5 Zentimeter kleiner ist als im Hellen. Meist trennt sich dann die Kleinzehe von den anderen und bricht. Oft steht sie in groteskem Winkel ab und tut höllisch weh. Diese Kleinzehenbrüche werden sogar auch als »Nachtwandlerfrakturen« oder »Bettpfostensyndrom« beschrieben!

In der Regel ist es also die Kleinzehe, die es erwischt. Auch die anderen Zehen erleiden Brüche, dann aber zumeist durch einen Frontalanprall oder weil sich Newtons Schwerkraftgesetze bewahrheiten und ein Gegenstand auf den Fuß fällt. In diesem Fall entsteht oft zusätzlich ein äußerst schmerzhafter Bluterguss unter dem Zehennagel, ein subunguales Hämatom. Dieses muss entlastet werden (siehe Zehennägel).

Die einzige Zehe, der wir abgestumpfte und unsensible Unfallchirurgen einen gewissen Krankheitswert zusprechen, ist die Großzehe, denn sie wird beim Abrollen stark belastet und muss gut funktionieren. Tut mir leid, es zu sagen, aber die kleinen Zehen sind in dieser Hinsicht Beiwerk und funktionieren auch steif, verkürzt oder krumm recht gut. Nichts anderes passiert mit ihnen bei Zehenoperationen: Bei Hammer- oder Krallenzehen werden diese Zehen absichtlich verkürzt beziehungsweise versteift. Fragen Sie den hier schon öfter zitierten Reinhold Messner, ob man unbedingt Kleinzehen benötigt. Man kann auch ohne noch prima die Antarktis durchwandern, das Einzige, was nicht geht, ist Klettern. Manch ein übermüdeter Unfallchirurg einer überlasteten Notaufnahme wird es also nicht besonders dringlich finden, wenn Sie samstagnachts um drei, womöglich leicht angesäuselt, Ihre gebrochene Kleinzehe präsentieren. Aber Sie werden in der Wartereihe immerhin noch vor dem Zeckenbiss und den seit drei Monaten bestehenden Rückenschmerzen mit bereits erfolgter befundloser MRT-Diagnostik eingereiht.

Eine Operation ist fast nie nötig, und die Behandlung gebrochener Zehen besteht in schienenden Verbänden. In den meisten Fällen wird ein Röntgenbild gemacht, auch wenn dies nicht unbedingt therapierelevant ist. Ist allerdings der Anblick der Zehe mit bloßem Auge sehr gruselig, kann es sich um einen Trümmerbruch oder eine zusätzliche Verrenkung handeln. Dann sollte mithilfe der Röntgendiagnostik und je nach Tapferkeit des Patienten unter örtlicher Betäubung der Zeh gerade gezogen werden. Anschließend erfolgt in jedem Fall ein Fixierverband. Weil der betroffene Zeh dabei an seinen Nachbarn geschient wird, heißt diese Verbandstechnik auch Buddy-Taping, also Kumpel-Klebe, oder Pflasterzügelverband. Die Haut zwischen beiden Kumpels muss aber besonders gut geschützt werden, damit sich keine Blasen bilden. Will die Zehe nicht bei ihrem Nachbarn bleiben und macht sich wieder krumm, muss sie eventuell operativ mit Drähten in Stellung gehalten werden. Ansonsten kann sie in einem normalen Schuh voll belastet werden, eine etwas steifere Sohle ist hier anfangs schmerzlindernd.

Zehen sind leider kleine Diven, sie schreien nicht nur um Aufmerksamkeit in Form von Schmerzäußerung, sondern machen sich auch dicke. Diese Schwellung und die Schmerzen können durchaus drei bis vier Wochen anhalten, die Schwellung sogar oft länger. Sorgen muss man sich aber meist nicht machen, die Schwellung geht mit der Zeit von allein zurück.

Die große Zehe sollte im Falle eines Frakturverdachtes geröntgt werden, um den Bruchverlauf genau zu kennen und eine etwaige Gelenkbeteiligung zu berücksichtigen. Hier sollte für die Phase der Bruchheilung eine Ruhigstellung mittels Gips erfolgen. Einen Unterschenkelgips finde ich etwas übertrieben, weil hier das Sprunggelenk mit ruhig gestellt wird und eine höhere Thrombosegefahr besteht. Dafür kann ein sogenannter Großzehencast angelegt werden. Brüche der Großzehe mit Trümmerzone oder deutlicher Fehlstellung oder Verschiebung der Bruchstücke zueinander müssen eher durch eine Operation wieder in Stellung gebracht werden. Dabei werden die Knochenteile mit Drähten geschient, welche nach circa vier bis sechs Wochen wieder entfernt werden können. Auch hier können zum Schutz des Operationsergebnisses und zur Vollbelastung ein Großzehengips oder ein Gipsschuh angelegt werden.

Stressfrakturen

Der Knochen ist ein äußerst aktives Gewebe, kein starres Gerüst. Wie in einem Ameisenstock herrscht ein ständiges Kommen und Gehen von Knochenzellen und Knochenmaterial. Der Knochen ist ein Bauwerk, an dem beflissen angebaut und abgebaut wird. So wie am Kölner Dom ständig restauriert wird und die Restauratoren nie fertig werden. Dabei herrscht ein Gleichgewicht zwischen den Knochenabbauzellen, den Knochenklauern oder Osteoklasten, und den Knochenaufbauzellen, den Knochenbauern oder Osteoblasten. Bei einem Knochendichtemangel (Osteoporose) hat sich das Gleichgewicht zugunsten der Knochenklauer verschoben.

Wird ein Knochen belastet, verstärken die Knochenbauer die Knochenstruktur. Erfolgt die Belastung zu oft und zu hoch und womöglich immer an derselben Stelle, kommt das Baustellenpersonal nicht hinterher, und es kann zu feinsten Rissen im Knochen kommen. Das wird als Stressfraktur bezeichnet. Dieser Ermüdungsbruch findet sich meist dort, wo der Knochen einer hohen Biege- und Spannungsbelastung unterliegt, wie zum Beispiel am Fuß im Bereich der Wölbung des 2. Mittelfußknochens oder auch an der Vorderkante des Schienbeins bei Läufern, am Kahnbein bei Springern oder am Fersenbein bei Basketballern.

Erstmalig fiel dem preußischen Militärarzt Breithaupt 1855 auf, dass die Rekruten nach wiederholten langen Ausbildungsmärschen über Schwellungen und Schmerzen am Mittelfuß klagten. Das Röntgen wurde jedoch erst 1895 erfunden, und es blieb unklar, was die Soldaten genau hatten.

Die Leistungsfähigkeit des Baustellenpersonals kann gemindert sein, wenn es nicht genug Bausubstanz zur Verfügung hat. Dazu gehören Calcium und Phosphat. Wichtig sind auch Hormone, welche die Baustellenaktivität steuern, unter anderem auch das weibliche Sexualhormon Östrogen. Bei jungen Frauen, die exzessiv trainieren und gleichzeitig extrem auf ihr Gewicht achten, kann es zum Östrogenmangel und damit zu einer Neigung zu solchen Stressfrakturen kommen.

Wird das Training plötzlich massiv in Intensität oder Umfang gesteigert, wird vermehrt auf hartem Boden gelaufen oder plötzlich barfuß (beziehungsweise ohne Dämpfung, siehe Barfußlaufen), ist der Knochen zunächst überfordert, und das Baustellenpersonal ist mit der Reparatur nicht schnell genug. Es ist also nicht unbedingt eine gute Idee, als bisher nicht sportaffine Frau in der Midlife-Crisis (Östrogenmangel) mit etwas Übergewicht (Belastung) plötzlich Marathon (Dauer, Untergrund, Intensität und Umfang) trainieren zu wollen.

Der Sportler berichtet dann über Schmerzen, die anfangs nur bei der entsprechenden Stoßbelastung im Training, später dann bei jedem Schritt auftreten. Genau über dem Riss ist der Knochen druckempfindlich. Auf einem Röntgenbild ist in der Frühphase der Erkrankung nichts zu sehen! Erst wenn das Baustellenpersonal verzweifelt herumwurschtelt und unstrukturiert ab- oder anbaut, ist nach zwei bis vier Wochen ein deutlicher Riss oder eine kleine Knochenwolke um den Knochen zu sehen. Weitaus früher können ein MRT oder eine nuklearmedizinische Knochenszintigrafie die Prozesse im Knochen darstellen. Bei dem Verdacht auf Ermüdungsfraktur zählt daher vor allem die Befunderhebung. Anhaltende Beschwerden in den gefährdeten Knochen dürfen nicht einfach als »Sehnenansatzschmerz« abgetan werden.

Heilen können aber nur die Zeit und Ruhe, was die meisten Sportler natürlich furchtbar nervt. Auf jeden Fall muss die Belastung unter die Schmerzgrenze reduziert werden. Zum Erhalt der Muskulatur und Fitness kann die Belastungsform verändert werden und auf Aquatraining, Radfahren oder Schwimmen ausgewichen werden. Eine Ruhigstellung ist in der Regel nicht erforderlich, und das Baustellenpersonal schafft es innerhalb von sechs bis acht Wochen meistens, die Baustelle wieder auf Vordermann zu bringen. Der Baustellenbetrieb kann durch die Gabe von Schmerzmitteln, Calcium oder anderen Medikamenten (nicht bewiesen wirksam) angeheizt werden. Zusätzlich dämpfende Einlegesohlen hatten in Studien keinen sichtbaren positiven Effekt. Nur an größeren Knochen, dem Kahnbein oder der Basis des 5. Mittelfußknochens (s. u.), kann eine Ruhigstellung oder gar eine Operation notwendig werden.

Ermüdungsbrüche müssen nicht durch »Sport« im eigentlichen Sinn entstehen. Eine Krankengeschichte handelte von einem vierzehnjährigen Mädchen, das mit starken Schmerzen im rechten Fuß in die Notaufnahme kam. Sie spielte sehr viel Wasser-Polo, konnte sich aber an keine Verletzung erinnern. Schließlich kam heraus, dass sie vor Kurzem mit dem Schlagzeugspiel begonnen hatte und begeistert bis zu vier Stunden am Tag übte. Im Röntgenbild fand sich ein Ermüdungsbruch des Mittelfußknochens.

Apropos Schlagzeugspielen! Ein hochkomplexer Bewegungsvorgang, der Körper und Geist beansprucht. Durch Schlagzeugspielen können sich bei Kindern sogar allgemein Konzentration und schulische Leistungen verbessern.

Ein Drummer verbraucht bis zu 400–600 kcal/h. Wie ein Weltklassefußballer, nur dass ein Konzert länger dauert als 90 Minuten. Um so lange durchzuhalten, ist die richtige Haltung des Schlagzeugers essenziell.

Larry Mullen Jr., der Schlagzeuger von U2, sagt im Buch *U2 by U2*: »Konzerte ähneln manchmal einem Hindernisrennen, und von Zeit zu Zeit stolpern wir auch.«

Für ein schadenfreies Spielen sollten die Füße nicht komplett auf den Pedalen ruhen. Sonst entsteht ein Auf- und Abwippen bei fixierter Ferse. Das bedeutet Stress für den Schienbeinmuskel und den Schienbeinknochen. Auch hier kann dann ein Ermüdungsbruch entstehen. Unter dem Überbegriff Schienbeinvorderkantensyndrom werden Überlastungsschäden zusammengefasst, die von einer Knochenhautreizung über einen Knochenriss bis zum Kompartmentsyndrom reichen. Wird die Ferse jedoch zu hoch gehalten, gerät die Lendenwirbelsäule unter Stress. Der Schlagzeuger muss also irgendwie einen gesunden Kompromiss finden zwischen hoher Ferse und aufgesetzter Ferse. Nur weil Pedale senkrecht zum Schlagzeug ausgerichtet sind, müssen die Füße nicht auch senkrecht eingesetzt werden. Da das Schlagzeug halbkreisförmig um den Spieler aufgebaut ist, müsste er sonst die ganze Zeit die Sprunggelenke stark verdrehen und so das Innenband stressen oder sogar einen Knick-Senkfuß entwickeln. Die Pedale sollten zudem so eingestellt sein, dass sie nicht viel Kraft zur Bedienung benötigen. Eines der häufigsten Probleme von Schlagzeugern sind Krämpfe der Unterschenkel- oder Zehenmuskeln. Nachvollziehbar, wenn Bela. B von den Ärzten oder Max Weinberg von Bruce Springsteens E Street Band dreistündige Konzerte absolvieren. Am kritischsten ist die Sitzposition, welche ergonomisch ausgerichtet und immer wieder überprüft werden sollte.

Bühnenmusiker sind eben auch Leistungssportler und sollten nicht nur Hände und Füße, sondern den ganzen Körper ausreichend aufwärmen, die Muskeln stretchen und Ausgleichssport betreiben. Egal ob Schlagzeuger, Pianist, Organist oder auch Harfenspieler. Wussten Sie, dass auch eine Harfe mit den Füßen gespielt wird? Ich nicht! Und zwar sehr komplex, in der Regel besitzt eine Harfe sieben Pedale! Diese Musikerfüße erleiden nicht nur Verletzungen, wenn das Instrument auf sie fällt, sondern vor allem durch Überbeanspruchung. Bands proben bis zu sechs Stunden am Tag. Statistisch erleiden Musikerfüße alle Arten von Überlastungsschäden, die hier angesprochen werden. Neben den Stressfrakturen sind auch Achillodynie, Tarsaltunnelsyndrom, Fersensporn, Haglund-Exostose oder Morton-Neurom, Plantarfasziitis und Blasen dabei.

Frakturen des fünften Mittelfußknochens

Brüche der Basis, also des hinteren Endes, des äußeren 5. Mittelfußknochens sind häufig und passieren meistens aus dem Lauf heraus. So sind zum einen junge, sportlich aktive Männer betroffen, zum anderen ältere Damen (die wahrscheinlich um die dann gesetzten Herren herumwuseln). Sir Robert Jones hat diese speziellen Brüche erstmals 1902 unter die Lupe genommen. Denn sie haben es ganz schön in sich. Es kommt minutiös darauf an, in welchem Abschnitt das Knochenende gebrochen ist, damit man weiß, ob der Bruch gut heilen wird oder nicht. Die Basis kann nämlich in drei Abschnitte unterteilt werden. Den Teil, der wie ein kleiner Fortsatz absteht, den Teil, der mit dem Nachbarknochen in Verbindung steht, und den Teil, der schon fast zum Schaft gehört. Der Fortsatz ist fest mit Bändern an die Nachbarknochen gefesselt, sodass er sich im Falle eines Bruches sozusagen selbst schienen kann. Allerdings ziehen an seinem Ende der kurze Peronealmuskel und Anteile des Fußsohlenbandes. Je weiter es Richtung Schaft geht, desto beweglicher wird der Knochen. Während die Basis und der Schaftbereich je gut mit Blut versorgt werden, sitzt der Zwischenteil diesbezüglich etwas auf dem Trockenen. Wegen der schlechten Versorgung mit Blut und dem zunehmenden Gewackel heilen Brüche hier nicht so gut. Oft bildet sich ein Falschgelenk.

Um Sir Roberts zu übertrumpfen (oder sich zu revanchieren, weil sie nicht zu Rittern geschlagen wurden), haben sich die Mediziner Mr Botte und Mr Lawrence 191 Jahre später in einer nach ihnen benannten Einteilung der Brüche dieses Knochens in drei Zonen verewigt. Um ihre Namensgebung zu rechtfertigen, haben sie bei ihrer Klassifikation nicht nur den genauen Ort des Bruches, sondern auch den Unfallhergang mit einbezogen.

Beim Abriss des Fortsatzes (Zone 1) ist meist ein Umknicken nach innen schuld. Dabei wird die Sehne des Peronealmuskels gedehnt. Reflektorisch spannt sich der Muskel an und zieht dagegen. Mit einem Ruck zieht er an der Sehne, und manchmal zieht er dann so fest, dass die Sehne mit einem Stück des Knochenfortsatzes abreißt. Wenn der Spalt zwischen dem abgerissenen Stück und dem restlichen Knochen größer ist als 2 mm oder das Gelenk zum Würfelbein wesentlich beteiligt ist, sollte operiert werden. Für alle anderen Fälle (und das sind die meisten) gilt: rasch wieder auf die Füße kommen. Neueste Studien haben gezeigt, dass die lange praktizierte Ruhigstellung im Gips ohne Belastung gar nicht so gut ist und mehr Probleme schafft als eine rasche Vollbelastung in einem orthopädischen Stiefel oder Spezialverband. Man hatte einfach Bedenken, dass der Muskel weiter an dem abgebrochenen Stückchen zieht und es davonwandert, aber solche Befürchtungen haben sich bei dieser Bruchform nicht bestätigt.

Brüche in der Zone 2 passieren meist, wenn der Fuß im Sprunggelenk stark gebeugt ist und sich der Vorfuß nach außen dreht – oder gedreht wird, zum Beispiel beim Stolpern oder Fallen. Zone 2 ist die Gegend, in der der Knochen eng an dem vierten Nachbar-Mittelfußknochen liegt. Sie ist durch die schlechte Blutversorgung gekennzeichnet und durch dauernde kleine Stressbewegungen zwischen dem festen Teil des Knochens und dem beweglichen Schaft. Das sind keine guten Voraussetzungen für einen Bruch, um wieder stabil zu werden. Genau wie Brüche in der dritten Zone, fast schon am Schaft. Hier bricht der Knochen meist durch eine akute Überbelastung, wenn der Fuß fest auf den Boden aufkommt, oder auch als Folge immer wiederkehrender Dauerüberlastungen. Wenn so ein Bruch konservativ heilen soll, braucht er absolute Ruhe, das bedeutet eine sehr lange Ruhigstellung und in Gips – es werden bis zu zwölf Wochen empfohlen. Da hat ein operatives Vorgehen doch klare Vorteile. Dazu wird entweder eine Zuggurtung aus schienenden Drähten und einer Drahtschlinge angelegt, welche die Bruchenden gegeneinanderdrückt, oder Schrauben, die den Bruch zusammendrücken. Danach muss nur kurz ein Gips getragen werden, nach circa zwei Wochen geht ein Spezialschuh, und nach vier Wochen ist Vollbelastung erlaubt. Eine zu hohe zu frühe Aktivität kann das OP-Ergebnis gefährden und doch noch zu einer Falschgelenkbildung führen.

Es lassen sich meines Wissens nach keine Studien finden, die die Auswirkungen der Zone-1-Fortsatzbrüche oder der operativen Versorgung auf den zweiten, den langen Peronealmuskel untersuchen. Dieser verspannt das Quergewölbe, ist also ganz wichtig, und zieht genau hinter dem Fortsatz und unter dem Fußsohlenband nach innen. Da er aber unter dem Fußsohlenband entlangzieht, liegt er sozusagen eine Etage tiefer als der Bruch und wird so anscheinend in seinem Weg nicht gestört.

Es gibt aber die seltene Variation, dass an dem Knochen, an dem die Sehne um die Ecke biegt, dem Würfelbein, diese Stelle aus einem gesonderten Knöchelchen besteht. Da befindet sich dann also das Würfelbein und ein Extra-Würfelbeinchen beziehungsweise Peronealknöchelchen. Und dieser Extra-Knochen kann durch fortwährende Reibung zum einen die Sehne zerreißen und zum anderen durch die Reibung der Sehne brechen. Eine Katastrophe für das Quergewölbe, das repariert werden muss. Sehnen und Knochen können sich also nicht nur gegenseitig Halt geben, sondern sich auch ganz schön belasten.

Natürlich können prinzipiell alle Knochen am Fuß mit dem entsprechenden Unfallmechanismus zu Bruch gehen. Es muss ja nicht immer so laufen wie bei dem Einbrecher, der bei seiner Flucht von der Gartenmauer sprang und sich gleich beide Fersenbeine brach. Eine langwierige und oft mit Spätschäden behaftete Verletzung.

Typische Sportverletzungen an Fuß- und Sprunggelenk

Turf toe – American Football, Fußball: Riss der Bänder an den Sesambeinen am Großzehengrundgelenk

Tennis toe – Tennis: Nagelhämatom durch Anstoßen am Vorderschuh

Stressfrakturen – Ausdauerlauf: Ermüdungsbruch, zum Beispiel Mittelfuß

Snowboarder's ankle – Snowboard: Bruch einer Außenkante des Sprungbeins

Soccer ankle – Fußball: Knochenausziehungen an Sprungbein und Schienbein um das Sprunggelenk herum mit Beugehemmung

Risiken beim Barfußgehen

Barfußlaufen hat seine Benefits, aber für Ungeübte und Gelegenheitsnacktfüßige birgt es auch Risiken. Gefahren lauern nicht nur in heimischen Gefilden, sondern auch im Urlaub. Verletzungen durch Scherben, Steine oder Dornen sind eher Bagatellen, sofern es nicht zu Entzündungen kommt. Verbrennungen oder Erfrierungen können unter extremen Bedingungen auftreten. Auch Kontakte mit Pflanzen (beispielsweise Brennnesseln) oder

Insekten (unter anderem Wespen) lauern auf den schutzlosen Fuß.

Wagen sich Füße aus den heimischen Gefilden heraus, können sie auf unangenehme Zeitgenossen treffen. Der Hakenwurm ist ein solches Exemplar. Er wird in warmen, feuchten Klimazonen durch Kontakt der Haut mit Exkrementen übertragen. Vor allem beim Laufen an Stränden, die durch Hunde oder Katzenkot kontaminiert sind. Die Larven des Hakenwurmes verursachen zunächst einen roten juckenden Pickel und wühlen sich dann »maulwurfartig« in und unter die Haut. Ihre »Gänge« wachsen jeden Tag einige Millimeter. Da die Larven im Menschen »fehl am Platz« sind und sich nicht weiterentwickeln können, sterben sie nach einigen Wochen ab, und die Entzündung heilt von allein ab. Mit Salben können die Larven gezielt getötet und die Krankheit terminiert werden.

Eine Spur ekliger ist der Befall mit dem Medinawurm. Zum Glück ist er heute fast ausgerottet, während sich Mitte der 1980er-Jahre laut WHO noch jährlich 3,5 Millionen Menschen infizierten. Mit nicht gefiltertem Wasser werden mit Wurmlarven befallene Kleinkrebse aufgenommen. Sie setzen im Magen die Larven des Medinawurmes frei, welche sich durch den Dünndarm arbeiten, zu Würmern auswachsen und sich paaren. Das Medinawurm-Männchen stirbt immerhin danach (und verbleibt tot und abgekapselt im Körper), das befruchtete Weibchen jedoch wandert mit Vorliebe ins Unterhautfettgewebe der Füße und des Unterschenkels. Circa ein Jahr nach der Infektion bildet sich hier ein Geschwür, welches stark juckt und schmerzt. Geht der Betroffene ins Wasser, um Linderung zu suchen, platzt das Geschwür auf, Larven werden freigesetzt, und der Kreislauf beginnt von vorne.

Zur Heilung muss der Wurm entfernt werden. Die Methode ist seit Urzeiten die gleiche. Das in der Wunde herausstehende (oder durch Kontakt mit Wasser frei werdende) Kopfende des Wurmes wird auf ein Stäbchen (Streichholz) gewickelt und Tag für Tag, Zentimeter für Zentimeter, langsam durch Aufwickeln herausgezogen. Das kann je nach Länge des Wurmes bis zu einigen Wochen dauern. Reißt der Wurm ab, muss er chirurgisch herausgeschnitten werden. Zum Glück rechnet die WHO damit, die Erkrankung demnächst ausrotten zu können; die Neuerkrankungsraten im Sudan, Tschad und Angola lagen 2018 jedoch noch nicht bei null.

Aber sogar auf dem heimischen Sofa können Gefahren für den nackten Fuß provoziert werden. Entspannt vor dem Fernseher liegen, der knisternde Kamin im Hintergrund, der Kater dösend am Fußende. Ein romantisches, heimeliges Bild. Doch Vorsicht: Bevor man seinen Kater mit den bloßen Füßen krault, sollte dessen Einverständnis eingeholt werden und der Fuß per Fußgymnastik einigermaßen feinmechanisch geschult sein. Sonst ergibt sich ein bitteres Ende in der Notaufnahme mit Kratz- und Bisswunden und einem Fuß, der auf das Doppelte seiner normalen Größe angeschwollen ist. Haustiere, vor allem Katzen, haben eine recht fiese Bakterienflora im Maul. Die Erreger haben nicht nur gefährlich klingende Namen wie Capnocytophaga canimorsus oder Pasteurella multocida, sondern gelangen durch die spitzen Zähne auch weit in die Tiefe, während die darüberliegende Wunde punktförmig klein und unscheinbar aussieht. Nicht bei jedem Katzenbiss muss gleich Panik aufkommen, doch die Wunde sollte genau beobachtet und bei Schwellungen, Schmerzen und Rötungen umgehend ärztlich behandelt werden.

Geriatrie

»Nur wo du zu Fuß warst, bist du auch wirklich gewesen«, lautet ein vermeintliches Zitat von Goethe. Viele, die in ihrem Leben an unzähligen Orten gewesen sind, entwickeln jedoch im Alter manchmal Schwierigkeiten, allein nur von der Küche ins Bad zu gelangen. Füße lassen alte Menschen oft im Stich. Doch manchmal sind es auch die übrigen Sinne des älteren Menschen.

Als langjährige Leiterin einer Abteilung für Alterstraumatologie, also unfallbedingter Verletzungen von Menschen jenseits des siebzigsten Lebensjahres, habe ich oft erlebt, wie entscheidend ein »gutes Fußgefühl« und ein sicherer Gang für die Lebensqualität sind.

Füße, die bereits einen Großteil ihrer Lebensspanne hinter sich haben, haben sich verändert. Wir bekommen im Alter nicht nur Falten im Gesicht, Hühnerflügel an den Oberarmen und einen mehr oder weniger großen Bauch, sondern auch eine andere Schuhgröße. Das Kollagen in Bändern und Bindegewebe wird schwächer und weniger. Die

Bänder geben nach, auch die an den Fußgewölben. Der Fuß wird flacher und damit länger und auch breiter. Bei Menschen mit langjährigem Übergewicht können die Stützstrukturen des Fußes auch in jüngerem Alter schon nachgeben und die Fußlänge verändern.

Bei Untersuchungen in Altenwohnheimen wurde festgestellt, dass 80 Prozent aller demenzkranken Patienten entweder zu kleine oder unpassende Schuhe tragen. Unpassende Schuhe bieten nicht ausreichend Halt oder haben eine rutschige Sohle. Zu hohe Absätze, Ledersohlen oder eine fehlende sichere Schnürung führen dazu, dass ältere Menschen noch unsicherer gehen, als sie es alters- und krankheitsbedingt schon täten. Hinzu kommt, dass in solchen Einrichtungen glatte Böden zur besseren Reinigung statt Teppich verlegt werden. Stellen Sie sich vor, Sie würden sich ständig fühlen, als gingen Sie über Glatteis!

Dazu leiden 70 bis 80 Prozent älterer Patienten an Fußkrankheiten unterschiedlicher Art. Ärzte, die ältere Menschen behandeln, sollten daher immer auch einen Blick auf die Füße werfen.

Selbst bei jungen, durch eine Operation nur zeitweilig gehbehinderten Patienten achten die Physiotherapeuten im Krankenhaus beim Gehtraining immer auf gutes Schuhwerk. Badeschlappen oder Filzschuhe sind nicht geeignet, um eine gute Bodenhaftung zu erzielen, und sie geben dem Fuß auch keinen guten Halt. Für Patienten, die keine geeigneten Schuhe mitbringen, haben Krankenhäuser oft Anti-Rutsch-Socken. Diese Socken mit Gumminoppen an der Sohle sind hygienisch und sicher.

Die Gangsicherheit älterer Menschen wird durch viele Faktoren beeinflusst. Die Füße selbst sind dabei nur einer der wunden Punkte.

Auf einem Kongress konnte ich das Körpergefühl einer Neunzigjährigen simulieren lassen. Dazu gibt es einen gerontologischen Testanzug, GERD genannt. Ich trug eine Art Skibrille, mit der ich alles leicht verschwommen und weniger intensiv sah, Kopfhörer, die alle Geräusche dämpften, einen schweren Anzug, der meine Gelenke versteifte, und zusätzlich noch Moonboots-ähnliche Stiefel. Sie sollten die herabgesetzte Empfindsamkeit bei Krankheiten simulieren. Ich spürte den Boden nicht mehr richtig und fühlte mich steif und gleichzeitig ziemlich unsicher. In der Ebene wagte ich mich ähnlich vorsichtig voran, wie man sonst nur im Stockdunkeln geht, aber der Versuch, eine Treppe hinunterzukommen, stellte mich vor eine fast unlösbare Herausforderung.

Im Alter lassen Muskelkraft, Beweglichkeit, Koordination und die Sinnesorgane nach. Das feine Zusammenspiel zwischen Gehirn, Nerven und Muskeln ist gestört. Doch Mobilität ist eine Grundvoraussetzung zur Teilnahme am sozialen Leben und zum Schutz vor Vereinsamung. Die körperliche und psychische Erschöpfung im Alter wird Frailty genannt, Gebrechlichkeit. Viele Menschen müssen mit dem Alter dann auch noch Medikamente einnehmen, die zusätzlich schwächen, zum Beispiel Blutdrucksenker oder Schmerzmittel. In diesem Anzug ist man sich der Schwäche und der Sturz- und Verletzungsgefahr bewusst. Vieles wagt man dann nicht mehr, das körperliche Selbstbewusstsein nimmt ab. Besonders, wenn jemand schon einen schweren Sturz erlitten hat, erhöhen sich Angst und Vorsicht. Allein der Versuch, mir in meinem Simulationsanzug meine normalen Schuhe an- und auszuziehen, brachte mich ans Ende meines Geduldsfadens.

Neben einem altersgerechten Krafttraining werden daher im Alter das richtige Schuhwerk oder Hilfsmittel existenziell. Es müssen ja nicht die selbstschnürenden Schuhe aus »Zurück in die Zukunft 3« sein, deren Einsatz in der Altersmedizin auch schon diskutiert wurde. Aber das Schuhwerk sollte so beschaffen sein, dass es leicht an- und auszuziehen ist (da wären wir am Ende des Lebens wieder bei den Klettverschlüssen aus der Kindheit), gut am Fuß sitzt und eine Sohle hat, die den Boden spüren lässt und das Gleichgewicht verbessert. Studien haben dazu den Einsatz bestimmter Einlagen untersucht, die den Bodenkontakt verbessern, und zeigten positive Ergebnisse. Vielleicht sollte man auch einmal den Einfluss von Barfußschuhen in der Altersmedizin testen? Positiv auf die Sturzhäufigkeit wirkte sich das Tragen geschlossener Schuhe auch in der Wohnung aus. Aus diesen Studien lässt sich auch folgern, dass zu dicke Socken nicht getragen werden sollten, weil sie das Fußgefühl herabsetzen: Die Probanden schwankten stärker.

Das Selbstbewusstsein und die Angst vor Stürzen lassen sich durch Training verbessern. Inaktivität bedeutet Muskelabbau, und Muskelabbau bedeutet Schwäche, und Schwäche fördert Stürze. Ein optimal zugeschnittenes Krafttraining im Alter in Kombination mit Beweglichkeitstraining für Füße und Sprunggelenke kann einiges bewirken. Und Krafttraining bedeutet Krafttraining! Anfangs kann ein Spaziergang ausreichendes Krafttraining sein, wenn die Muskulatur allein dabei schon mehr als 75 Prozent ihrer Maximalleistung aufbringen muss, denn nur dann wird ein ausreichender Reiz gesetzt, um den Muskel stärker werden zu lassen. Später kann mit dem eigenen Körpergewicht geübt werden, dann aber auch an Geräten und Seilzügen, weil deren komplexere, weil multidirektionale Bewegungen Alltagsherausforderungen besser nachstellen können.

Ganz wichtig ist es auch, das Umfeld anzupassen. Nummer eins der Unfallursachen sind Stolperfallen in der Wohnung: Türschwellen, ausladende Tisch- oder Stuhlbeine oder Dinge, die am Boden herumliegen. Vor allem aber kommen übereinandergeschichtete Teppiche und Läufer den alten Füßen in die Quere und müssen weggeräumt werden. Und nicht erst, wenn es zu spät ist. Wie oft habe ich von zerknirschten Patienten mit einem Oberschenkelhalsbruch erfahren, dass sie ja schon so lange vorhatten, den Teppich zu entsorgen, über den sie gefallen waren.

Mit einer aufgeräumten Wohnung, den richtigen Hilfsmitteln und Schuhen sowie einer geforderten Muskulatur kann dann auch für viele ältere Menschen wieder gelten: »Erinnert euch daran, nach oben in die Sterne zu blicken, und nicht nach unten auf eure Füße!« (Stephen Hawking)

Vergesellschaftet mit dem Altersprozess ist auch die Abnahme der Knochendichte. In gewissem Maß ist das ein normaler Vorgang, bei übermäßigem Knochenabbau spricht man von Osteoporose. Die Versorgung der häufigsten menschlichen Fraktur an der unteren Extremität, der Sprunggelenkfraktur, kann bei schlechter Knochenqualität sehr schwierig werden – oder gar im Desaster enden, obwohl es beim jungen Menschen eine völlige Routine-Operation ist. Wenn sich Schrauben trotz winkelstabiler Platten nicht sicher im schwachen Knochen verankern lassen und der Bruch nicht stabilisierbar ist, aber sechs Wochen Bettruhe auch keine Option sind, kann auch die modernste Medizin nichts ausrichten. Eine relativ neue Option ist das Einbringen eines Nagels minimalinvasiv in den Außenknöchel.

Ein weiterer von Osteoporose im Alter betroffener Knochen ist das Fersenbein. Manchmal wäre die generelle Knochenqualität an sich gar nicht so schlecht, doch bedingt durch einen schlechten Allgemeinzustand und Bettlägerigkeit kann im Alter der Knochen an den Füßen auch demineralisiert und geschwächt werden. Manchmal sieht man auf dem Röntgenbild eines Fußes, der kaum mehr belastet wird, nur noch bleistiftdünne Knochenbegrenzungen.

Doch die Osteoporose ist nicht nur auf der Erde ein Problem, sondern auch im Weltall.

Wie schaut unsere Zukunft und die unserer Füße wohl aus? Richten wir unsere Existenz auf der Erde durch Plastikmüll, Feinstaub und Insektensterben bald derart zugrunde, dass wir ins Weltall auswandern müssen? Werden Menschen auf dem Mars leben, wie es zum Teil schon simuliert und geplant wird? Und falls ja, brauchen wir in der Schwerelosigkeit unsere Füße? Oder verkommen wir zu derart degenerierten Wesen, wie sie in dem erschreckend zukunftsweisenden Film über den kleinen Roboter, der die Erde aufräumt, gezeichnet werden? Die aufgrund der Umweltzerstörung in riesige Raumschiffe geflüchteten Menschen sind übergewichtig, bewegen sich nur liegend in Rollstühlen vorwärts, kommunizieren ausnahmslos über einen Bildschirm vor ihren Augen und ernähren sich von Junkfood. Achtet man auf die Füße der Menschen im Film, so fällt auf, dass sie eine rechteckige Form haben und jegliches Gewölbe fehlt. Die fünf Zehen unterscheiden sich nur unwesentlich in ihrer Größe. Weil sie nicht laufen, brauchen sie keine Großzehe zum Abstoßen. Entweder hat ihr Übergewicht sämtliche Gewölbe platt gemacht, oder es hat sich gar nicht mehr entwickelt, weil sie nie laufen gelernt haben. Die Computeranimationen sehen nicht nur zufällig wie Babyfüße aus, denke ich. Es sind Füße, die nicht belastet werden und die auch nicht imstande wären, das zu hohe Gewicht zu tragen.

Und wie ist das mit den Füßen der Astronauten – auf der ISS beispielsweise? Regelmäßig werden in der Schwerelosigkeit Studien zu Fragen der Osteoporose durchgeführt. Das Fersenbein ist im Vergleich zu anderen Knochen zum Beispiel überdurchschnittlich heftig von Calcium-Abbau betroffen. Allgemein verlieren Menschen in der Schwerelosigkeit oder simuliert durch flaches Liegen im Bett circa 1,5 Prozent Knochenmasse im Monat. Am Fersenbein fand sich jedoch ein Verlust von - 9,2 Prozent.

Im All gibt es auch das Phänomen der Storchenbeine. Während auf der Erde durch die Schwerkraft das Blut in den Beinen »versackt« und mühsam von der Venenpumpe zurück zum Herzen transportiert werden muss, herrschen im Weltall an allen Körperteilen gleiche Druck- und Flussbedingungen. Dies führt dazu, dass die Beine ungewöhnlich dünn aussehen und Gesichter ungewöhnlich aufgedunsen.

Immerhin gibt es laut des Blogs des deutschen »Astro-Alex« Alexander Gerst auf der ISS Fußleisten, in die sich die Astronauten einhängen können, um »senkrecht« stehen und experimentieren zu können.

Raumfahrtärzten zufolge treten in der Schwerelosigkeit auch noch Probleme auf, mit denen niemand gerechnet hatte: Weil Körperschweiß auf der Haut nicht verdunstet und die feuchten Stellen ein Paradies für Pilze und Bakterien sind, leiden Astronauten durchaus an Ekzemen in Leisten und Achseln. Logischerweise müssten sie dann eigentlich auch vermehrt an Schweißfüßen leiden. Diese Frage habe ich Alexander Gerst dann doch nicht gestellt, weil ich davon ausgehe, dass er Wichtigeres zu tun hat, als solche Fragen zu beantworten.

»Reparatur« und Pflege

Diagnostik – den Fuß in die Hand nehmen

Machen Sie es wie der Profi: anschauen, abtasten, prüfen!

Aber gar nicht so leicht gesagt wie getan, oder? Manchmal ist es nicht einfach, an seinen Fuß überhaupt heranzukommen (deswegen wird der Arme ja auch bei der Pflege gern übersehen). Die Arme zu kurz, die Beine zu ungelenk. Während ein Baby noch an seinen Zehen nuckeln kann, schaffen das im Erwachsenenalter nur yogapraktizierende Verrenkungskünstler. Tier müsste man sein und wie eine Katze an den Zehen knabbern können.

Kein Problem, auch ein Blick auf die Schuhsohlen oder in den Spiegel kann weiterhelfen.

Fußwärts

Ob Sie einen ägyptischen, römischen oder griechischen Fuß haben, wissen Sie ja jetzt. Stellen Sie sich aber ruhig noch einmal aufrecht hin und richten Sie den Blick nach unten:

Was macht die Großzehe? Liegt sie parallel zu den anderen Zehen oder weicht sie ab? Wenn Sie eine Linie am inneren Fußrand entlangziehen, bemerken Sie eine Abweichung zwischen dieser Linie und der Achse der großen Zehe?

Wenn ja, haben Sie einen Hallux valgus. Wie schaut es

dort aus, wo die Großzehe ihre imaginäre Linie verlässt? Findet sich eine Druckstelle? Ist die Haut dort gerötet oder stark verhornt? Das ist ein Clavus, der eigentliche »Ballen« des Ballenzehs. Schauen Sie jetzt einmal Ihre Lieblingsschuhe und Ihre »guten« Schuhe an. Findet sich an dieser Stelle eine Beule?

Weicht die Großzehe etwa schon so weit ab, dass sie ihre Nachbarzehe bedrängt, unter- oder überkreuzt?

Wenn Sie eine oder alle dieser Fragen mit »Ja« beantwortet haben, leiden Sie sicher auch an Schmerzen. Dann sollten Sie eine/n FußchirurgIn aufsuchen.

Nun zu den Kleinzehen. Zeigen sie alle in die gleiche Richtung? Liegen sie alle flach auf dem Boden oder steht ein Gelenk in die Höhe? Findet sich dort ein Hühnerauge oder eine Druckstelle? Dann könnten Sie einen Krallen- oder Hammerzeh haben. Auch hier kann die Ärztin/der Arzt Sie beraten.

Lassen Sie Ihren Blick weiter nach außen wandern: Wie schaut die Fußaußenkante aus? Ist dort, wo der Mittelfuß in die kleinste Zehe übergeht, am Rand eine Beule oder Druckstelle? Weicht der Fußrand wie der Schenkel eines V nach außen weg? Oder drückt die Kleinzehe wie ein umgekehrtes □ gegen die vierte Zehe? Schaut der Fuß insgesamt aus wie eine Raute, die in Höhe des Übergangs des Mittelfußes zu den Zehen weit auseinandergespreizt ist? Die Beule am fünften Zeh wird als Schneiderballen bezeichnet. Schneider nähten oft im Schneidersitz (sic!) und drückten dabei den Fußaußenrand gegen den Boden, daher bildete sich dort eine Schwiele. Diese Fehlstellung der fünften Zehe nach innen ist oft mit einem Spreizfuß, also einem in der Mitte verbreiterten Fuß mit plattem Quergewölbe vergesellschaftet. Ob das vorliegt, sehen wir gleich beim Blick auf die Fußsohle. Also, wenn es geht:

Halber Schneidersitz

Wenn es geht, Knie anwinkeln und den Fuß auf den anderen Oberschenkel legen, mit den Händen etwas heranziehen und drehen. Oder einen Spiegel zu Hilfe nehmen: Wo ist die Hornhaut am dicksten? Wo ist sie hart, wo ist die Haut weich und dünn?

Beim gesunden Fuß findet sich die dickste Hornhaut dort, wo wir belasten und abrollen. Also an der Ferse, unter dem Fußaußenrand, unter dem äußeren und dem inneren Mittelfußende und der Großzehe.

Findet sich direkt in der Mitte des Fußes in Höhe der Mittelfußköpfchen eine dicke Schwiele, ist das Quergewölbe zusammengebrochen. Das ist ein Spreizfuß. Fehlt die Schwiele unter der Fußaußenseite, ist aber sonst in ganzer Breite vorhanden, liegt ein Hohlfuß vor, und ist die Schwiele schmal und nur an der Fußinnenseite, dann sprechen wir vom Knick-Plattfuß.

Was verrät die Schuhsohle?

Das Äquivalent der Fehlbelastung können Sie an den Schuhsohlen finden. Ist hier der Abrieb außen, innen oder in der Mitte am stärksten? Wo ist der Schuh ausgebeult? Entspricht das der Fußform?

Und nun der andere Fuß! Füße werden immer paarweise angeschaut!

Funktionstest

Ihre Ärztin oder Ihr Arzt wird auf genau all das achten, wenn auch durch jahrelange Übung etwas schneller. Zusätzlich wendet er oder sie spezielle Funktionstests an. Damit können eingeklemmte Nerven, Instabilitäten, Gelenkfunktion und Bewegungsausmaß bestimmt werden.

Sie haben einen Plattfuß? Stellen Sie sich am besten seitlich vor den Spiegel. Stellen Sie sich nun auf die Zehenspitzen: Zeigt sich jetzt das Gewölbe des Längsfußes? Dann heißt es üben und die Muskulatur stärken, damit der Fuß dies auch in der Ebene schafft.

Röntgen und andere Apparate

Zur Diagnosesicherung, weiterführenden Untersuchung oder operativen Planung werden Röntgenaufnahmen des belasteten Fußes durchgeführt, gegebenenfalls dann noch durch eine Computertomografie als 2-D- oder 3-D-Schichtaufnahme ergänzt. Besteht vorwiegend ein Problem der

Weichteile, nicht der Knochen, kann eine Magnetresonanztomografie (MRT) sinnvoll sein. Für spezielle Fragestellungen gibt es weiterführende Untersuchungstechniken.

Beim Fußchirurgen

… oder: Woran erkenne ich eine gute Chirurgin? Einen guten Arzt?

Die fachliche Kompetenz ist eine Sache, das Bauchgefühl eine andere. Professor Dr. med. kann noch so viele Titel auf das Praxisschild montieren, eine noch so lange Liste mit Mitgliedschaften in Fachgesellschaften auf der Website aufführen und noch so viele wissenschaftliche Zeitschriftenbeiträge verfasst haben – wenn er oder sie mir als Patienten unsympathisch ist und ich als Patient ein schlechtes Bauchgefühl habe, dann sollte dieser Zustand ernst genommen werden, bevor man sich unters Messer legt.

Vielleicht hatte der Arzt beim ersten Kennenlernen einfach nur einen schlechten Tag und wurde auf dem falschen Fuß erwischt? Vielleicht war die Patientin so aufgeregt, dass sie im Gespräch mit dem Gegenüber nicht richtig Fuß fassen konnte?

Ärzte sind keine Götter, und zwischenmenschliche Probleme sind da, um sie aus der Welt zu schaffen. Also Frau oder Herrn Doktor einfach freundlich nochmals ansprechen. Versteht der oder die PatientIn dann immer noch Bahnhof, liegt ein Systemfehler vor.

(Der Einfachheit halber ist der weitere Text nur in einer Genderform geschrieben, und zwar aus meiner Sicht mit Ärztin und Patient.)

Eine Ärztin sollte natürlich gegenüber dem Patienten kein Fachchinesisch reden. Sie sollte sich immer auf das jeweilige Erfahrungs-, Wissens-, Sozial- und Sprachniveau des Gegenübers einstellen. Auf der anderen Seite sollte der Patient sich auch aktiv Gedanken machen und nachfragen, wenn etwas unklar ist. Nur wer weiß, was auf ihn zukommt, kann bei der Heilung mithelfen.

Aus Angst, Sorge oder Überforderung kann es trotzdem durchaus vorkommen, dass man als Patient mit einem OP-Termin auf dem Zettel nach Hause kommt und plötzlich merkt, dass man noch so viele Fragen hat. Oder es fallen einem jetzt erst die kritischen Aspekte ein. Alles kein Problem. Dann sollte es möglich sein, noch einmal einen Sprechstundentermin zu vereinbaren. Oder Sie nehmen sich für den Vorbereitungstermin der Operation (und den gibt es immer, und zwar immer mindestens 24 Stunden vor einer terminlich wählbaren Operation, Ausnahme sind Notfälle) eine Liste mit allen bis dahin aufgekommenen Fragen mit – und die wird dann zusammen abgearbeitet.

Gesetzlich verankert ist das Recht auf eine Zweitmeinung. Krankenhäuser bieten auch regelmäßig zu verschiedenen Gesundheitsthemen Informationsveranstaltungen oder Patientenseminare an. Auf der Webseite finden sich oft schriftliche Patienteninformationen zu einzelnen Krankheitsbildern oder Operationstechniken. So verlockend es auch ist – bitte nicht wahllos Dr. Google fragen.

Im weltweiten Netz finden sich so viele Informationen, dass der Laie nicht auseinanderhalten kann, welche Inhalte richtig sind und welche falsch. Und ehrlich gesagt sind die, die am lautesten schreien, also die, die bei einer Suchmaschine als Erstes auftauchen, nicht unbedingt die, die auch die richtige Antwort haben.

Ähnliches gilt für Bewertungsportale, auch hier findet sich ein BIAS – das heißt so viel wie »deutliche Tendenz nach einer Seite«, sodass das Meinungsbild dort nicht objektiv abgebildet ist. Die Hemmschwelle, Schlechtes zu schreiben, ist also niedriger als die, Gutes zu verfassen. Also genau wie beim Lesen von Buch- oder Hotelbewertungen sollte man etwas kritisch sein. Natürlich können Sie Bekannte und Freunde nach Empfehlungen fragen. Aber fragen Sie auch nach, warum und wie der- oder diejenige zu ihrem Urteil gekommen ist. Manche Eindrücke sind sehr persönlich.

Obacht: Eine Operation ist nur der Anfang eines langen Weges. Und die Operateurin ebnet nur den Weg, gehen muss ihn der Patient. Taucht ein Hindernis auf, wird Ihre Ärztin zwar wieder zur Stelle sein, aber sie wird Sie nicht huckepack nehmen und weitertragen können.

Die Nachbehandlung hat mehrere kritische Aspekte: die Wundheilung der Weichteile, die Heilung des Knochens, die Entlastung bis zur Heilung und die korrekte verbleibende Stellung der korrigierten Knochen. Wie im Anatomie-Kapitel gezeigt ist der Fuß die letzte Wiese der Durchblutung. Daher Geduld!

Sie sind kein Auto, bei dem die kaputte Achse ausgetauscht wird, und dann fährt es sofort wie zuvor. Sie sind ein menschliches Wesen, kein Ersatzteillager. Ein krummer Großzeh wird nicht einfach gegen einen neuen, geraden Zeh ausgetauscht. Es ist immer noch der alte Zeh, aus den vorhandenen Bestandteilen, aber mit Säge und Feile bearbeitet und Schrauben und Drähten begradigt. Das muss erst mal heilen, und Heilung braucht Zeit und bestimmte Voraussetzungen. Auch können je nach Ausgangslage Beschwerden zwar verbessert werden, manchmal verbleiben aber Unannehmlichkeiten. Darüber müssen Sie informiert werden.

Operationen am Fuß machen oft den Eindruck, »kleine« Operationen zu sein, denn sie gehen relativ schnell und werden häufig ambulant durchgeführt. Aber die Nachbehandlung braucht sechs Wochen oder mehr. Und genau das muss Ihnen eine gute Fußchirurgin klarmachen! Und Sie als Patient müssen diese Zeit einplanen und die nötige Geduld aufbringen. Wenn Ihnen eine Fußchirurgin sagt, nach einer komplexen Knochen-OP seien Sie in Null Komma nix wieder auf den Beinen, ist das unrealistisch. Und wenn Ihnen Ihre Chirurgin sagt, nach zwei Tagen könnten Sie wieder arbeiten gehen, und Sie sind Verkäuferin und stehen zehn Stunden am Tag, dann ist das auch nicht realistisch. Diese Folgen müssen besprochen werden.

Bevor es losgeht mit Untersuchungen, MRT, Szintigrafie, Pedalografie et cetera, sollte die Ärztin den Patienten zu seinen Beschwerden, ihrer Entstehung und Dauer befragt haben. Sie sollte den kranken Fuß sehr gründlich, den gesunden Fuß zum Vergleich und den restlichen Bewegungsapparat je nach Problem im Überblick oder ganz gründlich untersucht haben. Ein Fuß ist kein Einzelteil, das lose am Körper hängt. Oft findet sich zwar ein auffälliger Befund am Fuß, aber die Beschwerden wurden durch etwas ganz anderes ausgelöst. Vielleicht macht der Plattfuß gar keine Schmerzen beim Laufen, sondern es ist ein Problem der Lendenwirbelsäule …

Wenn sich aber eindeutig der krankhafte, Beschwerden bringende Befund am Fuß befindet, dann sind Spezialuntersuchungen sinnvoll oder auch das Herbeiziehen von ÄrztInnen anderer Fachrichtungen wie Neurologen (ist ein Nerv eingeklemmt?) oder Angiologen (ist die Durchblutung gestört?). Eine Chirurgin muss auch in der Lage sein, über den Tellerrand hinauszublicken. Nicht immer ist eine Operation die (einzige) Lösung. Vor einer operativen Maßnahme können in bestimmten Fällen auch konservative Behandlungsoptionen sinnvoll sein. Eine gute Ärztin klärt über mögliche Alternativen zur Operation auf, und ob diese sinnvoll sind. Das ist übrigens ein wichtiger Inhalt sämtlicher Aufklärungsgespräche. Jemanden, der Ihnen ohne Untersuchung eine OP aufdrängen will, sollten Sie stante pede verlassen.

Mein Chef während der Facharztausbildung, Prof. Möllenhoff, hat mir beigebracht, mich bei der Behandlung von Patienten immer kritisch zu hinterfragen, ob ich meinen Bruder, meine Oma oder mich selbst auch so versorgen würde. Dazu gehört es auch, Schwächen zugeben zu können. Nicht jeder Fußchirurg kann alles operieren. Empfehlenswerte Fragen bei Fußproblemen, die außerhalb der Routineeingriffe Hallux, Krallenzehe, Spreizfuß et cetera liegen, sind: »Wann haben Sie diesen Eingriff zuletzt durchgeführt? Wie oft haben Sie ihn dieses Jahr / letztes Jahr operiert? Ist das ein üblicher Eingriff oder sollte ich damit in ein Zentrum gehen?« Manche Deformitäten oder Verletzungen sind so komplex (oder so selten und dazu noch komplex), dass wirklich ein Spezialist ans Werk muss. Wenn man das selbst nicht gewährleisten kann, muss man das im Zweifel auch zugeben können. Denn eine Chirurgin – beziehungsweise hier muss mal explizit die männliche Form, also CHIRURG stehen – darf nicht wegen seiner Eitelkeiten selbst operieren!

Mein Lieblingschirurg ist zwar Tierchirurg, aber in dieser Hinsicht ein großes Vorbild (er ist der Erfinder von Fußprothesen für Hunde und Katzen und legt seinen Patienten die Welt zu Pfoten): Noel Fitzpatrick. Er sagt: »I leave my ego at the door every time I go into theatre because I know from bitter experience that biology will always humble you and that you are only as good as your last operation.« (Ich lasse mein Ego jedes Mal, wenn ich in den OP gehe, vor der Tür. Ich weiß aus bitterer Erfahrung, dass die Natur dich immer demütigen kann und dass du nur so gut bist wie deine letzte OP.)

Horchen Sie in sich hinein: Fühlen Sie sich nach den ersten Gesprächen gut beraten und aufgehoben? Haben Sie zwar etwas Angst vor der OP, aber großes Vertrauen zu Ihrer Ärztin? Dann sind Ihre Füße in den richtigen Händen!

Narkosemöglichkeiten bei Fuß-Operationen

Der chirurgische Eingriff ist eine Sache – aber er ist nicht möglich ohne eine entsprechende Betäubung. Die Anästhesie macht vielen Menschen fast mehr Sorge als die Operation selbst. Vor allem die Vorstellung einer Vollnarkose löst bei einigen regelrechte Panik aus. Oft steht die Angst, nicht mehr aufzuwachen, im Vordergrund, aber auch das subjektive Gefühl der Hilflosigkeit und des Ausgeliefertseins bereitet den Patienten Sorge. Schließlich vertraut man der Narkoseärztin oder dem Narkosearzt für eine Weile sein Leben an. Während man schläft, haben diese die Verantwortung für Atmung und Kreislauffunktion.

Die meisten Eingriffe am Fuß sind Wahleingriffe. Das bedeutet, der Zeitpunkt ist flexibel planbar, und bestehende Narkoserisiken sind durch vorherige Untersuchungen oder Behandlungen oder Medikamenteneinstellungen reduzierbar.

Manchmal besteht auch die Sorge, man könnte die Kontrolle über Blase und Darm verlieren. Aber das Nervensystem funktioniert automatisch. Wie ein Computerprogramm, das im Hintergrund abläuft. Durch Ausschaltung des Bewusstseins bei der Narkose wird es nicht beeinträchtigt. Andere befürchten, im Schlaf ihre intimsten Geheimnisse auszuplaudern. Auch das ist eine grundlose Sorge.

Zur Beatmung wird mithilfe eines Führungsspatels ein Schlauch in die Luftröhre geleitet. Dabei müssen die Zähne vor Druckschäden geschützt werden. Das lernt jeder Anästhesist schon in der Ausbildung sorgfältigst zu beachten.

Einer meiner Notfall-Patienten lehnte dann auch fast aus Angst vor Zahnschäden die nötige Narkose ab.

Glücklicherweise erfordern Eingriffe an den Füßen, im Gegensatz zu Eingriffen an der Schulter oder am Brustkorb, nicht unbedingt eine Vollnarkose. Auch ein regionales Betäubungsverfahren ist möglich. Dabei werden Rückenmark, Nervenbahnen oder einzelne Nerven durch ein örtliches Betäubungsmittel an der Weiterleitung von Schmerzreizen zum Gehirn gehindert. Das können eine Rückenmarksnarkose, meistens eine Spinalanästhesie, ein Fußblock, eine Oberst-Anästhesie oder eine örtliche Betäubung sein. Sehr kleine Eingriffe am Zehennagel oder dem Nagelwall sind bisweilen auch unter Vereisung durchführbar.

Anästhesisten und Chirurgen werden sich zusammen mit Ihnen für das für die geplante Operation beste und sicherste Betäubungsverfahren entscheiden. Wie bei der Operation selbst, gibt es natürlich auch für die Anästhesie ein Aufklärungsgespräch, bei dem alles besprochen und alle Fragen geklärt werden können.

Wichtig ist hier Ehrlichkeit – auf beiden Seiten! Und Respekt dem anderen gegenüber, denn allzu strenger Körpergeruch im Allgemeinen oder auch ungewaschene Füße im Besonderen sind vermeidbar und zeugen vor einem geplanten Arztbesuch von Respekt uns Ärzten gegenüber. Sicherlich geht auch niemand ungewaschen und mit Flusenmonstern zwischen den Zehen zu einem Date.

Auch ob Sie Drogen nehmen, ist uns eher egal, wir bewerten das nicht, wir sind neutral. Aber wenn jemand

Drogenkonsum, sei es Alkohol, Cannabis, Kokain oder andere Rauschmittel beim Narkosevorgespräch verschweigt, kann es gefährlich werden. Und zwar für Sie! Diese Mittel können im Zusammenspiel mit den notwendigen Narkosemedikamenten völlig unberechenbare Wirkungen auslösen.

Beim Vorgespräch wird auch erklärt, was Sie wie lange vor einer Anästhesie dürfen. Also essen, trinken, rauchen, Bonbons lutschen und Kaugummi kauen.

»Kommen Sie morgens nüchtern« bedeutet nicht, dass Sie vor der OP keinen Alkohol trinken sollten, sondern mindestens sechs Stunden vorher nichts mehr essen und zwei Stunden davor nichts mehr trinken sollten. Lachen Sie nicht, hab ich alles schon erlebt! Welche Ihrer Medikamente Sie am Operationsmorgen oder auch in den Tagen davor nehmen dürfen, besprechen wir ebenfalls mit Ihnen.

Liebe Patientinnen: Es ist nicht nötig, sich für den Auftritt im OP zu schminken! Erstens ist selbst das schönste Supermodel spätestens in der Aufwachphase nach einer OP auch nur ein verschlafener, verwirrter, lallender und eventuell auch sich übergebender Mensch. Zweitens soll der männliche Operateur/Anästhesist oder für wen auch immer Sie sich aufhübschen wollen, nicht Augen für Sie, sondern seine Arbeit haben. Und drittens verhindert Make-up, dass Ihre wahre Gesichtsfarbe (Durchblutung, Kreislaufleistung) erkennbar ist, und Nagellack, dass Sauerstoffsensorclips am Finger richtig messen können. Falls Sie vorhaben, Ihre Füße für den Fuß-Eingriff hübsch zu lackieren, ist auch das eine schlechte Idee, denn Lacksplitter könnten in die Wunde geraten und Infektionen verursachen, und am Lack wirken Desinfektionsmittel nicht zuverlässig.

»Das Leben ist voller Leid, Krankheit, Schmerz – und zu kurz ist es übrigens auch« – dieser Spruch von Woody Allen soll so nicht stehen bleiben. Wenn schon ein Fuß krank ist und Schmerz und Leid verursacht, dann sollen Operation und Narkose den Schmerz nehmen und zuverlässig das weitere Leben mit einer besseren Qualität ermöglichen.

Zum Glück wurde – nach einigen Widerständen – spätestens seit Ende des 19. Jahrhunderts die Narkose bei chirurgischen Eingriffen immer weiterentwickelt. Heute gibt es statt Äther, Chloroform und Lachgas eine reichliche Auswahl gut verträglicher, sicherer und individuell steuerbarer Narkosemittel und -verfahren.

Vollnarkose / Allgemeinanästhesie

Bei der Allgemeinanästhesie werden Schmerzempfinden und Bewusstsein ausgeschaltet. Da die Atmung massiv gedrosselt und Schutzreflexe ausgeschaltet werden, muss die Beatmung sichergestellt werden. Dies geschieht entweder durch einen Schlauch, der in die Luftröhre eingeführt wird, eine Kehlkopfmaske oder eine Atemmaske. In der Regel erhalten Sie zunächst ein Schmerzmittel über einen Venenzugang, dann das Einschlafmittel und gegebenenfalls zusätzlich ein muskelentspannendes Medikament. Während der Dauer der Narkose wird der schmerzfreie Schlafzustand durch Atemgase wie Sevofluran oder Xenon oder durch Medikamente als Infusion aufrechterhalten. Eines dieser Schlafmittel (Hypnotikum) ist ebenjenes Propofol, von welchem Michael Jackson eine Überdosis hat applizieren lassen.

Wie oft kommt es vor, dass jemand bei vollem Bewusstsein auf dem OP-Tisch liegt, sich aber nicht mitteilen kann, hilflos in seinem Körper gefangen ist? Eine Albtraumvision vieler Patienten. Diese »Awareness« (Wachheit) ist heutzutage jedoch sehr, sehr selten. Das Auftreten kann durch die Wahl geeigneter Narkosemittel und durch Kombination verschiedener Mittel vermieden werden. Hilfreich ist auch die Gabe eines Beruhigungsmittels vor der Narkose. Die Tiefe einer Narkose ist nicht Zufall, sondern kann durch exakte Dosierung der verschiedenen Medikamente gut gesteuert werden. Zudem zeigen bestimmte Kreislaufwerte dem Narkosearzt an, dass der Patient keine Stressempfindungen hat. Schmerzen und Panik würden einen Anstieg der Herzfrequenz, der Atemfrequenz und des Blutdrucks zur Folge haben. Diese Parameter hat die Anästhesie aber ständig im Auge – und auch im Ohr! Jeder Herzschlag wird nicht nur auf dem Monitor angezeigt, sondern auch durch einen Ton wiedergegeben, sodass Ihre Überwachung gesichert ist, ohne dass der oder die Narkoseärztin ständig auf den Monitor starren muss.

Schluckbeschwerden und Heiserkeit sind nach einer Intubationsnarkose in der Regel nur vorübergehend und eher lästig als gefährlich. Übelkeit nach einer Narkose tritt häufiger auf, kann aber auch durch die Wahl der Narkosemittel positiv beeinflusst werden. Patienten, bei denen es bei einer Narkose einmal unerwünschte Wirkungen oder Schwierigkeiten gegeben hat, erhalten einen gelben Anästhesieausweis, damit bei Folgenarkosen andere Methoden gewählt und Vorsichtsmaßnahmen getroffen werden können. Wenn Sie solch einen Ausweis besitzen, führen Sie ihn stets bei sich! Im Vorfeld einer Betäubung erfolgt durch Abfragen von Vorerkrankungen, familiären Krankheiten sowie Allergien und aktuellen Medikamenten eine Risikominimierung und sorgfältige Narkoseplanung. Gibt es im Rahmen der Voruntersuchungen vor einer planbaren Operation Auffälligkeiten, müssen diese erst abgeklärt werden. Sind Sie beispielsweise akut erkältet, haben seit Kurzem Wasser in den Beinen, bemerken seit Neuestem ein Herzstolpern oder geraten ungewohnt schnell außer Puste, wird ein Anästhesist Ihnen keine Freigabe zur Operation erteilen, sondern Sie mit der roten Karte vom Platz stellen, sprich: erst zur Abklärung und Sicherstellung einer möglichst optimalen Herz-Kreislauf-Funktion schicken. Der Chirurg/Orthopäde/Unfallchirurg, der überspitzt ausgedrückt aber schon mit gezücktem Skalpell bereitstand, ist dann erst mal arbeitslos. Daher herrscht zwischen Chirurgen und Narkoseärzten manchmal Unverständnis für die Prioritäten des jeweils anderen.

Regionalanästhesie: Spinalanästhesie

Als Allererstes räumen wir mit dem Begriff »Rückenmarksnarkose« auf. Das Rückenmark wird nicht direkt betäubt! Das wäre viel zu gefährlich, niemand sticht absichtlich unsere Hauptnervenleitungsbahn an! Vielmehr wird Betäubungsmittel unterhalb des Endes des eigentlichen Rückenmarks, zwischen seine Schutzhäute gespritzt. Von hier diffundiert es zu den Nervenwurzeln, die aus dem Ende des Rückenmarks in die Glieder führen. Damit kann das Schmerzempfinden vom Po und der Hüfte bis zu den Zehenspitzen ausgeschaltet werden. Je nach Wahl des Betäubungsmittels und Lagerung kann auch nur vorwiegend ein Bein betäubt werden. Dazu liegt der Patient nach Applikation des Betäubungsmittels auf der Seite, die später operiert wird. Das Betäubungsmittel »sackt« dann nach unten zu den Spinalwurzeln des unten liegenden Beines.

Abschreckend ist oft der Gedanke, zwar nichts von der Operation zu spüren, aber alles hören zu müssen. Inklusive Sägen, Hämmern oder fluchendem Operateur. (Jeder im OP flucht manchmal, das heißt aber nicht, dass alles unrettbar den Bach runtergeht!) Die gute Nachricht: Sie dürfen bei der Spinalanästhesie schlafen! Dazu erhalten Sie ein Schlafmittel über die Vene, Ihre Atmung wird durch die Dosis nicht beeinträchtigt und ständig kontrolliert. Wenn Sie wach bleiben, aber trotzdem nichts von den Vorgängen um Sie herum mitbekommen möchten, dürfen Sie auch Musik hören, Sie können sogar Ihre eigene Musik und Kopfhörer mitbringen.

Die Betäubung der Beine bildet sich innerhalb von Stunden zurück. In dieser Zeit dürfen Sie nicht allein aufstehen, weil die Kontrolle über Gleichgewicht und Lageempfinden der Beine noch eingeschränkt sein kann. Es bestehen Sturz- und Verletzungsgefahr!

Regionalanästhesie: DIB

»Unterschenkelbetäubung« oder auch »distale Ischiadicusblockade mit Saphenusblockade oder DIB« genannt.

Das ist ein Betäubungsverfahren, welches in letzter Zeit einen Aufschwung erfährt. Es ist so ein Mittelding zwischen Rückenmarksbetäubung mit dem Nachteil, dass beide Beine taub und Blase / Enddarm lahmgelegt werden, und dem Fußblock, der nur für Vorfußeingriffe taugt. Hierzu wird unter Ultraschallkontrolle der Ischiasnerv oberhalb der Kniekehle betäubt und zusätzlich auch der Nervus saphenus am inneren Oberschenkel, da seine Nervenfasern oft bis zur Großzehe reichen. Diese Regionalanästhesie ist etwas aufwendiger, weil der eine Nerv in Bauchlage und der andere in Rückenlage angespritzt werden muss und eine sichtbare Erfolgskontrolle mittels Sonografie (Ultraschall) sinnvoll ist. Zudem kann es bis zu 50 Minuten dauern, bis die Betäubung vollständig eingetreten ist. Eine Zeit, in der der Operateur ungeduldig mit den Hufen scharrt und der Patienten manchmal von Nervosität und Ungeduld geplagt wird (»Wann wirkt das Mittel denn endlich? Wieso spüre ich noch was?«).

Dieses elegante Verfahren ist vor allem für Eingriffe am Vorfuß geeignet. Der Orthopäde kann diese Form der Anästhesie selbst durchführen, weshalb der Fußblock gerne bei ambulanten Eingriffen oder in der Praxis angewandt wird. Eine zusätzliche Überwachung durch eine zweite ÄrztIn ist nicht unbedingt nötig, jedoch ist eine weitere Person, die sich während der Operation um den / die PatientIn kümmert, immer angenehm.

Am Fuß sorgen insgesamt fünf Nerven beziehungsweise Nervenäste für die Weiterleitung von Empfindungen und Schmerzen zum Gehirn. Bei der Unterbrechung der Schmerzleitung wird an allen diesen Leitungsbahnen ein Lokalanästhetikum eingespritzt und so die Leitung blockiert.

Das Einspritzen kann etwas unangenehm sein, wie bei jeder Spritze. Am besten, man benutzt das Lokalanästhetikum nicht direkt aus dem Kühlschrank, sondern lässt es Zimmertemperatur annehmen. Dann brennt es weniger. Zwei Injektionen werden jeweils an die beiden tiefer liegenden Nerven hinter dem Innenknöchel beziehungsweise über dem vorderen Sprunggelenk gesetzt. Die oberflächlichen Nerven werden durch eine ringförmige Quaddelung etwa eine Handbreit oberhalb des Knöchels betäubt. Hier kann dann auch eine Blutsperre angelegt werden. Das ist eine Art Blutdruckmanschette, die aufgepumpt wird und die Durchblutung etwas reduziert. Damit blutet es im Operationsgebiet weniger, und der Operateur kann die einzelnen Strukturen besser sehen.

Bei bestimmten Eingriffen kann auch eine Modifikation des klassischen Fußblocks ausreichend sein. Dabei wird weniger oft gepikst (eventuell nur zweimal), und die Menge des benötigten Lokalanästhetikums ist geringer, beides erhöht den Patientenkomfort.

Wird nur an der Fußsohle operiert, wenn zum Beispiel Warzen entfernt werden, kann gegebenenfalls die Betäubung des Nervus tibialis hinter dem Innenknöchel ausreichend sein. Dann pikst es nur einmal!

Die Blockade der Fußnerven durch Einspritzen eines örtlichen Betäubungsmittels kann auch zusätzlich zu einer Vollnarkose am Ende der Operation erfolgen, um das Schmerzempfinden nach dem Aufwachen zu minimieren.

Regionalanästhesie: Oberstsche Leitungsblockade

Hier können einzelne Zehen betäubt werden. Dazu werden die vier kleinen Nervenäste direkt am Zehenansatz betäubt. Aber keine Angst, auch diese vier Nervchen lassen sich mit nur einem spürbaren Einstich erwischen! Mit dieser Betäubung kann man beispielsweise eingewachsene Zehennägel sehr gut operieren.

Örtliche Betäubung: Infiltration

Die stinknormale örtliche Betäubung der Haut, wie man sie vom Nähen einer Platzwunde kennt, kann am Fuß zwar auch angewandt werden, eignet sich aber auch nur für oberflächliche Eingriffe an der Haut des Fußrückens.

Den perfekten Fuß verschlimmbessern?

Tatsächlich ist Aschenputtels Schwiegermutter eine Trendsetterin gewesen, frei nach dem Motto: Was nicht passt, wird passend gemacht.

Sinn und Zweck von Fuß-Operationen ist es, Schmerzen zu beheben und funktionelle Einschränkungen zu vermindern, um einen möglichst gesunden Fuß und ein physiologisches Gangbild zu erzielen.

Operative Maßnahmen aus rein optisch-ästhetischen Gründen muss (meiner Meinung nach) eine ethisch verantwortungsvolle ÄrztIn ablehnen.

Füße sind ein anatomisches Wunderwerk und unsere Basis, auf ihnen stehen wir im Leben. Sie haben Besseres verdient, als nach unseren Wünschen manipuliert zu werden.

Eigentlich nur zum Spaß habe ich in der Internet-Suchmaschine nach Schönheitsoperationen am Fuß gesucht. Und wurde auf dem falschen Fuß erwischt: Das Wunderwerk Fuß ist anscheinend stark verbesserungswürdig, sowohl ästhetisch als auch funktionell. Nicht mehr der Schuh wird dem Fuß angepasst, nein, in der heutigen Zeit wird der Fuß zurechtgeschnitten, weil er gefälligst in die Manolo Blahniks zu passen hat. Aschenputtels Stiefmutter hatte also bereits einen Trend gesetzt.

Relativ harmlos fängt es an. Damit für Prominente langes Rumstehen und Posen in High Heels erträglicher werden, sind Kollagen-Injektionen in die Ferse und die Zehenballen zur Polsterung angesagt. Das Zeug geistert, benannt nach einem Designer, der für abartig hohe High Heels bekannt ist, durch die einschlägigen Lifestyle-Magazine.

Selbiger Designer ist auch in der Bezeichnung »Loub Job« (früher war der Renner der plastischen Chirurgie der Boob Job, die Brustvergrößerung) verewigt. Hierunter werden sämtliche Maßnahmen zusammengefasst, die kaputte Füße wieder High-Heel-tauglich machen oder gesunde Füße für selbige anpassen. Es gibt Zehenverkürzungen, bei der die lange zweite Zehe des einstmals als göttlich empfundenen griechischen Fußes zurechtgestutzt wird, und Zehenverlängerungen, wenn »eine ästhetisch anspruchsvolle Optik« gewünscht ist. Knubbelzehen ade …

Passenderweise heißt die zugehörige Industrie auch »Cinderella foot cosmetic surgery« oder »High Heel Foot makeover surgery«.

Gefunden habe ich auch Berichte über Frauen, die aufgrund der besseren Optik in Jimmy Choos eine Fettabsaugung an den Zehen haben durchführen lassen. Der Fachbegriff zur Rechtfertigung dieser Eingriffe wurde Toe-besity (Zehen-Fettheit) in Anlehnung an Obesity (Fettleibigkeit) benannt. Die Website des 2012 in den USA damit bekannt gewordenen Schönheitschirurgen ist allerdings nicht mehr erreichbar. Die Fettabsaugung an den Knöcheln zur Präsentation schlanker Fesseln scheint dagegen auch in Deutschland üblich.

Selbst eine so »kleine« Verschönerung wie ein Fuß-Tattoo ist nicht ohne. Fuß-Tattoos sind sicherlich weniger Schönheits-OP als Kunst, vor allem sind sie aber schmerzhaft. Fuß-Tattoos haben in der Szene einen eindeutigen Ruf: Es wird davor gewarnt, denn ein Fuß-Tattoo ist sicherlich kein Zuckerschlecken. Weder während des Stechens noch in den Wochen danach. Weil an den Füßen nur wenig Unterhautfettgewebe vorhanden ist und wenig Muskulatur, dafür viele kleine Nervenenden, erzeugt die Nadel stechende Schmerzen. Manche berichten, es fühle sich an, als vibriere die Nadel direkt im Knochen. Füße sind nicht besonders groß, daher müssen die Motive oder Motivteile eher klein sein. Weil Füße aber so viel in Gebrauch sind, sich bewegen, Schuhe tragen und (hoffentlich) viel gewaschen werden, »läuft« die Tinte aus, die Linien verwaschen. Oder die Farbe verblasst in der Sonne. Allein die Vorstellung, das Tattoo nachstechen lassen zu müssen, treibt seinem Besitzer oft den erneuten Angstschweiß in die Poren. Weil unser Fuß dermaßen empfindlich ist – denn die Natur hat es so eingerichtet, dass wir davonspringen, wenn uns etwas sticht –, ist es nicht selten, dass es während des Tätowierens zu nicht kontrollierbaren Zuckungen des gesamten Beines kommt. Damit der Tätowierer nicht völligen Murks sticht, bieten sich Begleiter an, die das Bein festhalten.

Die Infektionsgefahr ist ebenfalls nicht zu missachten. In den ersten Tagen und Wochen muss eine Tätowierung am Fuß penibel sauber gehalten werden, nicht einmal Betasten mit ungewaschenen Händen ist erlaubt. Füße sind empfindlich, die schlechte Durchblutung und der miese Lymphabfluss sorgen für lang anhaltende Schwellungen. Ich habe gehört, dass sich einige Tätowierer weigern, an Füßen ein Motiv zu stechen.

Die ersten Tage ist es unmöglich, schmerzfrei aufzutreten. Hochlagerung und Cool-Packs können die besten Freunde des Kunstobjektes werden. Für zwei bis drei Wochen muss das Motiv zudem geschützt werden (Frischhaltefolie, Hydrokolloidpflaster et cetera), und es sollten keine reibenden Schuhe getragen werden. Wer jetzt meint, dass dann der Sommer ja 'ne tolle Gelegenheit zum Motivstechen sei, muss gewarnt werden: Sonnenlicht sollte bis zur Abheilung auch nicht an den Fuß gelangen.

Aber eine Sache ist wirklich merkwürdig an Fuß-Tätowierungen. Schon mal drauf geachtet? Die meisten Motive auf dem Fußrücken sind für den Betrachter gestochen, der Eigentümer sieht sein Wunschmotiv immer nur auf dem Kopf stehend …

Die Füße auf Händen tragen

Im Mittelalter kümmerte sich das Vorläufermodell des heutigen Chirurgen, der Bader, um die Füße. Er half bei Hühneraugen, Warzen und Verhornungen und führte kleine Operationen durch. Gleichzeitig war der Bader Zahnarzt, Augenarzt und Friseur. Chirurgen konnten eben schon immer einfach alles. ☺

Heute bietet sich uns ein breites Spektrum an Pflegemitteln, Cremes, Masken, Bimssteinen, elektrischen Hornhautentfernern, Einlagen und Polstern, aber wir nutzen sie eher widerwillig oder gar nicht. Frauen investieren eher Zeit in ihre Füße als Männer und im Sommer öfter als im Winter. Aber wir sollten – und zwar unabhängig von Geschlecht und Jahreszeit – unsere Füße auf Händen tragen!

Und das kann ganz trivial sein:

- Füße regelmäßig (täglich) waschen, auch zwischen den Zehen.

- Nach dem Waschen gut abtrocknen, vor allem zwischen den Zehen.

- Die Fußnägel regelmäßig – ein Nagel wächst 0,5 bis 1,2 Millimeter pro Woche, abhängig von der Länge des Zehs / Fingers – und korrekt (siehe Kapitel Nägel) schneiden beziehungsweise schneiden lassen.

- Regelmäßig ein Fußbad nehmen. Vielleicht als zukünftiges Sonntagsritual? Wer auch gleich den Venen Gutes tun möchte, macht zusätzlich ein Wechselbad.

- Die Haut an den Füßen regelmäßig cremen; dabei muss es gar keine besondere Creme sein.

- Hornhaut sanft entfernen (mechanisch, chemisch oder elektrisch), aber bitte nicht weghobeln oder Löcher bohren.

- So oft wie möglich barfuß gehen. Nicht zwingend auf der Straße, aber im Haus in Socken zu gehen ist auch schon etwas. Am Strand gibt es natürlich nichts Schöneres.

- Schuhe regelmäßig wechseln (und wenn wir schon dabei sind: Socken auch). Nicht jeden Tag den gleichen Schuh. Sie ziehen ja auch nicht jeden Tag dieselbe Unterhose an. Unterschiedliche Schuhe, wechselnde Absatzhöhen und Sohlen bedeuten Abwechslung für die Fußmuskulatur.

- Fußgymnastik beziehungsweise Dehnungsübungen (siehe Yoga-Kapitel), vor allem nach einem Tag in High Heels oder nach langem Stehen.

- Fußmassage, wenn sie angenehm ist.

Das sollte reichen. So ein Fuß ist zwar im Inneren sehr kompliziert, aber nach außen äußerst bescheiden.

Akupressur und Fußmassage

In der Traditionellen Chinesischen Medizin ist nicht nur das Ohr, sondern auch der Fuß eine Karte des Körpers. Bestimmte Druckpunkte am Fuß sollen dabei mit Organen oder anderen Regionen in Verbindung stehen. Um das Ganze professionell durchzuführen, benötigt es eine entsprechende Ausbildung. Aber seinen Fuß mal in die Hand nehmen kann jeder. Massieren Sie doch mal die einzelnen Zehen. Ziehen Sie sie sanft in die Länge, um die Gelenke zu entlasten. Kreisen Sie mit leichtem Druck an der Oberseite und Unterseite entlang bis zu den Mittelfußballen. Greifen Sie mit allen Fingern unter beide Fußränder und massieren Sie bei leicht gebeugtem Fuß die Sohle. Streichen Sie mit den Fingerspitzen beider Hände abwechselnd von den Zehenzwischenräumen entlang der Mittelfußknochenzwischenräume zum Knöchel. Lassen Sie den Köchel kreisen, in eine, dann in die andere Richtung. Können Sie mit beiden Sprunggelenken in verschiedene Richtungen kreisen?

Und wie fühlen sich Ihre Füße jetzt an? Für den geringen Aufwand nicht schlecht, oder?

Fuß-Yoga und -Gymnastik

Der Begriff »Fuß-Yoga« wird im Allgemeinen für sämtliche dehnende und kräftigende Übungen verwendet, die der Übende mit seinen Füßen anstellen kann. Marketingmäßig besser klingt das natürlich, wenn es als »Toe-Ga«, also Yoga für die Zehen verkauft wird. Diese Übungen, die als »spezielles Fuß-Yoga« vermarktet werden, sind eher eine Mischung aus Massage, Physiotherapie, Faszientraining und Gymnastik. Wohltuend sind sie allemal.

- Mit den Fingern der rechten Hand in die Zehenzwischenräume des linkes Fußes greifen, der auf dem rechten Knie ruht (und umgekehrt), und die Zehen sanft auseinanderdehnen. Wohltuend nach einem langen Tag in engen oder hohen Schuhen.

- Ebenso in gleicher Position einzelnes Greifen der Zehen und Dehnen, Ziehen, Kreisen nach innen und unten.

- Die Fußsohle mit einem, gerne auch genoppten Faszienball (oder Tennisball oder einer Walnuss …) massieren.

- Oder einen Ball zwischen die Füße nehmen und durch Zusammendrücken hin und her rollen.

- Im Stehen die Zehen des Spielbeines umstülpen und durch sanfte Gewichtsverlagerung vom Standbein auf das Spielbein dehnen.

- Schlicht ein paarmal in den Zehenstand gehen oder auf den Zehen laufen.

- Einen Haufen Walnüsse vom Boden mit den Füßen einzeln greifen und in eine Schale legen. Sehr effektiv zur Kräftigung der Fußmuskulatur.

- Anfänger können einfach mal die Füße kreisen lassen. Rechtsherum, linksherum, beide in entgegengesetzte Richtungen.

- Wenn Sie gut aufgewärmt sind, könnten Sie im Sitzen, schwerer ist es im Stehen, ein kleines Handtuch mit den Zehen greifen, hochheben und ablegen.

- Probieren Sie doch mal beim Aufräumen die Füße zu benutzen, oder wenn Ihnen etwas heruntergefallen ist. Im OP machen wir das manchmal vor OP-Beginn, wenn wir Operateure schon die Hände steril in der Luft halten und jemand einen Tupfer oder ein Stück Papier auf den Boden fallen lässt.

- Man kann auch eine Zeitungsseite mit den Füßen zerreißen. Oder: Wie wäre es, mit den Zehen ein Stück Zeitungspapier zu zerknüllen und anschließend wieder glatt zu streichen?

- Können Sie mit den Zehen schreiben? Legen Sie doch mal ein Blatt Papier auf den Boden, greifen mit dem Fuß einen Stift oder stecken Sie ihn zwischen Großzehe und ihren Nachbarn und schreiben Sie drauflos – gerne auch als spielerischer Familienwettbewerb.

- Auch gut als spielerisches Training geeignet, wenn auch sehr schwer: Wer kann am schnellsten ein Seil (zum Beispiel Springseil) mit den Füßen verknoten und den Knoten wieder lösen?

In den klassischen Asanas (Positionen) des Ashtanga Yoga gibt es keine Übungen, die singulär den Fuß betrachten.

Auch im Iyengar Yoga, der vielleicht noch »medizinischsten« aller Yoga-Formen, gibt es keine speziellen Fuß-Asanas.

Die Füße sind vielmehr ganz natürlich in die einzelnen Haltungen integriert, da im Yoga sowieso Körper und Geist als Gesamtheit betrachtet werden. Keine Yoga-Haltung wirkt nur auf einen Körperteil allein. Jedoch wirken einzelne Asanas auf manche Körperregionen besonders intensiv.

Die wohltuende Wirkung des Yoga für unsere Füße beginnt schon beim Yoga an sich. Wann sonst sind wir mal barfuß unterwegs, im Alltag oder beim Sport? Und vielleicht rückt beim einen oder anderen allein durch die öffentliche Präsentation der nackten Füße in der Yogagruppe der Fuß überhaupt mal ins Blickfeld.

Da liegt der gruppenzwangmäßige Gedanke an Aufhübschung (was wird sonst die Mattennachbarin denken? Oder riechen?) und Pflegemaßnahmen nahe. Weg mit den Schrunden, mal ein ordentlicher Schnitt der Nägel, gar eine Pediküre, oder einfach nur eine Creme oder Peeling – schon gibt es Benefit durch Yoga für den Fuß.

Weiter geht's beim einfachen Stand auf der Matte. Bereits in der Berghaltung, dem einfachen, konzentrierten, aufrechten Stehen, Tadasana oder Samasthiti genannt, sind die Füße gefordert. Besonderes Augenmerk liegt hier auf der Verwurzelung im Boden, dem Spüren der vier »Autoreifen«: innere und äußere Ferse, Kleinzehenballen und Großzehenballen. Erstmals wird die Verlagerung des Gewichtes gespürt, die parallele Ausrichtung, die Druckverteilung. Eine gute Übung, um die Füße fest auf den Boden zu bekommen.

Wer nicht bereits ausreichende Erfahrung im Yoga unter Anleitung eines Lehrers erworben hat, sollte die folgenden Tipps nicht einfach googeln und bei YouTube mitmachen! Da es immer um den gesamten Körper geht, ist eine fachkundige Anleitung unbedingt nötig, es nutzt nichts, wenn es den Füßen besser geht, aber durch falsches Üben der Rücken kaputtgeht!

Ab hier also für Yoga-Experten oder solche, die es werden wollen!

Die beste Übung für die Füße finde ich den herabschauenden Hund. Die Achillessehne wird dabei schön gedehnt. Diese Asana entspricht genau den empfohlenen Übungen für Achillessehnenprobleme. Die gleiche Dehnung, die sonst auf einer Treppenstufe erzielt wird (siehe Kapitel Achillessehne) erzielt auch der Hund. Der Muskel spannt sich in der Dehnung an – er arbeitet exzentrisch.

Beim herabschauenden Hund – Adho Mukha Svanasana – können in einer Variation auch das Fußgewölbe und die Zehen gekräftigt werden. Dazu geht man aus der Dehnung mit flacher Sohle auf dem Boden in den Zehenstand. Dabei richtet sich das Fußgewölbe aktiv auf. Alle Last ruht auf den Zehen, diese werden schön gekräftigt. Wenn dabei noch die Last von innen nach außen hin- und hergeschaukelt wird, wird mit nur einer Übung der ganze Fuß aktiviert.

Beim herabschauenden Hund kann die Achillessehnendehnung noch intensiviert werden, indem die Fersen intermittierend angehoben und gesenkt werden sowie indem der Winkel zwischen der Hüfte und Oberschenkel beziehungsweise zwischen Händen und Füßen variiert wird.

Auch der tiefe Fersensitz, natürliche Sitzposition vieler Naturvölker, dehnt die Achillessehne und stärkt die vordere Unterschenkelmuskulatur. Versuchen Sie mal, einige Minuten durchzuhalten!

Bei den stehenden Haltungen, bei denen der hintere Fuß im 90-Grad-Winkel und der vordere senkrecht dazu positioniert wird (Dreieck Utthita trikonasana, Held Virabhadrasana 2, Seitlicher Winkel Utthita Parsvakonasana), liegt beim hinteren Fuß der Fokus auf der Außenkante. Diese wird belastet, die vierte und fünfte Zehe werden leicht gespreizt und müssen mal ohne ihre Kumpel einen Großteil der Arbeit verrichten, die Außenseite des Fußes wird gedehnt.

Bei stehenden Asanas, bei denen der rückwärtige Fuß 45 Grad steht, wird die Dehnung der äußeren Strukturen sogar noch intensiviert. Insbesondere Virabhadrasana 2, der Stehende Krieger/Held, ist eine intensive Übung, um die Fußaußenkante wahrzunehmen und zur Stabilisierung der Position einzusetzen. Diese Übungen sind besonders angenehm für Personen, die zu den pronierenden Läufern gehören, welche also beim Gehen Richtung Innenknöchel einknicken. Die dadurch verkürzte Fußaußenseite profitiert von der angenehmen Dehnung, die Innenseite wird gekräftigt.

Eine gute Dehnung der Fußsohle erfolgt in der sitzenden Stab-Stellung, Dandasana. Während hier aktiv durch die Fußeigenmuskulatur die Zehen herangezogen und die Fußsohle gestreckt wird, erfolgt bei Hand-Fuß-Asanas wie Pashchimottanasana – oder Janu-Sirsasana-Variationen – ein aktives Greifen und Heranziehen der Zehen mit Dehnung der Fußsohle. Beides kann zur Vorbeugung von Erkrankungen des Fußsohlenbandes (Plantarfaszie) und Fersensporns wohltuend sein. Im akuten Stadium können dehnende Übungen zu schmerzhaft sein, bis dahin sollten entlastende Übungen (siehe: Virasana) durchgeführt werden.

Zehen, die sich in zu engen oder kurzen Schuhen verkrallen, an durch Sehnenverkürzungen bedingten Deformitäten leiden oder viel durch das Tragen von High Heels belastet werden, freuen sich über einen Richtungswechsel. Druck von oben erzielt eine sanfte Dehnung der Streckseite und Entlastung der gebeutelten Zehenunterseite. Passende Übung für Anfänger ist hier der Heldensitz. In Virasana werden zudem das Fußgewölbe gekräftigt und Fußgelenke, Ferse und Waden entlastet.

Der Zug am Fersenbein durch das Fußsohlenband lässt nach, eine Wohltat beim Fersensporn. Eine gute Gegenbewegung übrigens auch nach intensiver Dehnung zum Beispiel im herabschauenden Hund oder Parsvottanasana.

Für Fortgeschrittene eignet sich zur Dehnung der Zehen Halasana (Pflug), in der Primary Series des Ashtanga sogar die einzige Position, in der die Zehen intensiv gestreckt werden!

Wer seine Zehen richtig herausfordern und kräftigen will, der hat im Yoga viele Möglichkeiten. Der Stuhlsitz – Utkatasana – kann zu diesem Zweck intensiviert werden, indem sich der Übende auf die Zehenspitzen stellt, statt die gesamte Sohle zu belasten (oder es sich durch Gewichtsverlagerung auf die Ferse gar »bequem« zu machen).

Richtig anspruchsvoll ist eine Variation von Janu Sirsasana C, bei der der Übende mit aufgestellten Zehen auf den Fersen sitzt. Je weiter hinten die Sitzposition, desto intensiver die Dehnung der Zehen und der Plantarfaszie. Für mich eine der intensivsten »Fuß«-Übungen im Ashtanga Yoga!

Alle balancierenden Übungen fördern die Aktivierung unserer sämtlichen Mess-, Gleichgewichts-, Positions-, Lage- und Fühl-Rezeptoren sowohl unserer Zehen und zu den Fersen als auch aller Gelenke, Sehnen, Bänder und Muskeln; sie aktivieren die gesamte Gleichgewichtskette des Körpers und fordern die Kommunikation des Gehirnes mit all seinen entsprechenden Organen heraus. Das gilt für eine einfache Übung wie den Baum genauso wie den Halbmond oder die Hasta-Padangusthasana-Folge.

Aber unabhängig, ob Yoga, Gymnastik oder Fußmassage: Ihr Wunderwerkzeug freut sich rechts wie links über jede Aufmerksamkeit.

Danksagung

Dieses Buch wäre ohne Unterstützung, Hilfe und Liebe diverser Begleiter nicht in seiner jetzigen Form gelungen: DANKE an alle, die mich auf dem Weg begleitet haben!

Literaturnachweis

Allgemein

Klenermann, L.; Wood, B.: *The Human Foot. A Companion to Clinical Studies*. London 2006.

Imhoff, A. B.; Baumgartner, R.; Linke, R. D.: *Checkliste Orthopädie*. Stuttgart 2006.

Netter, F. H.: *Netters Orthopädie*. Stuttgart 2001.

Wülker, N.; Stephens, M. M., Cracchiolo III., A. (Hrsg.): *Operationsatlas Fuß und Sprunggelenk*. Stuttgart 2007.

Faszination Füße

S. 9: Lichtblau, Q.; Thiede, L.: »Mädchen, was ist das Problem mit euren Füßen? Warum seid ihr so oft unzufrieden mit ihnen?« *Süddeutsche Zeitung, JETZT Magazin*, 3. 7. 2018.

S. 12: *Jenseits von Afrika* (*Out of Africa*). Sydney Pollack. Mirage Enterprises, Universal Pictures. USA 1985.

Was Füße leisten

S. 27: Helal, B.: »The Great Toe Sesmoid Bones«, *Clinical Orthopaedics and Related Research* 157.82: 1981.

S. 51: Morris, K. S.; Osborne, M. A.; et al.: »Velocity, Oxygen Uptake, and Metabolic Cost of Pull, Kick and Whole-Body Swimming«, *International Journal of Sports Physiology and Performance* 12.8: 2016, 1046–1051. doi:10.1123/ijspp. 2016–0322.

S. 53: Vesalius, A.: *De Humani Corporis Fabrica*, Libri VII, ed. alt. 1555.

S. 69: Adelman, S.; et al.: »Sweating on the Paws and Palms. What Is Its Function?«, *American Journal of Physiology* 229: 1975, S. 1400–02.

S. 78: Wood Jones, F.: *Structure and Function as Seen in the Foot*. Baltimore 1944, S. iv, S. 329.

S: 84: DeSilva, J.; Gill, S.: »Midtarsal Break Variation in Modern Humans: Functional Causes, Skeletal Correlates and Paleontological Implications«, *American Journal of Physical Anthropology* 156(4): 2015, S. 543–52.

S. 85: »Manche Menschen laufen wie Affen«, *Spiegel Online*, https://www.spiegel.de/wissenschaft/mensch/flexibler-mittelfuss-manche-menschen-laufen-wie-affen-a-903325.html, 02. 06. 2013.

S. 86 f.: Randolf, J.: *Crawling Fitness*, München 2018.

S. 88 f.: Standen, E. M.; et al.: »Developmental Plasticity and the Origin of Tetrapods«, *Nature* 513: 2014, S. 54–58.

S. 91: Ogilvie-Harris, D. J.; et al.: »The Foot in Ballet Dancers: The Importance of Second Toe Length«, *Foot & Ankle International* 16: 1995, S. 144–47.

S. 92: Weber E. W.: *Mechanik der menschlichen Gehwerkzeuge: Eine anatomisch-physiologische Untersuchung*, Göttingen 1836.

S. 93: Gray, J.: *How Animals Move*. Cambridge 1953, S. 19.

Ab S. 105: Steffny, H.: *Das große Laufbuch. Alles, was man zum Laufen wissen muss.* 6. aktualisierte Auflage. München 2011.

Ebd.: Froböse, I.: »Running & Health. Kompendium gesundes Laufen«, Zentrum für Gesundheit der Deutschen Sporthochschule Köln (Hrsg.). https://www.ingo-froboese.de/wp-content/uploads/2016/09/Running_Health.pdf, 2016.

S. 105: Wilber, R. L.; Pitsiladis, Y. P.: »Kenyan and Ethiopian Distance Runners: What makes them so good?«, *International Journal of Sports Physiology and Performance* 7.2: 2012, S. 92–102.

Ebd.: Larsen, H. B., Sheel, A. W.: »The Kenyan Runners«, *Scandinavian Journal of Medicine & Science in Sports* 25.4: 2015, S. 110–8.

Ebd.: Tawa, N.; Louw, Q.: »Biomechanical factors associated with running economy and performance of elite Kenyan distance runners: A systematic review«, *Journal of Bodywork and Movement Therapy* 22.1: 2018, S. 1–10.

Ebd.: Kong, P. W.; de Heer H.: »Anthropometric, Gait and Strength Characteristics of Kenyan Distance Runners«, *Journal of Sports Science & Medicine* 7.4: 2008, S. 400–504.

S. 115 ff.: Asami, T.; Nolte, V.: »Analysis of Powerful Ball Kicking«, in: L. Klenermann; B. Wood (Hrsg.): *The Human Foot. A Companion to Clinical Studies.* London 2006, ((S.?)).

S. 117 f.: McMurray, T. P.: »Footballer's Ankle«, *Journal of Bone & Joint Surgery* 32B: 1950, S. 68–69.

S. 124: Widman, E.: »Der neueste Schrei im römischen Imperium«, *Süddeutsche Zeitung*. https://www.sueddeutsche.de/wissen/archaeologie-der-neueste-schrei-im-roemischen-imperium-1.3238152, 08. 11. 2016.

S. 125: Plinius d. Ä.: *Naturalis historia*, Buch XXXV, Abschnitt 85.

S. 127: »Gut gelaufen, Die Geschichte von Reinhold Messners Füßen«, *SZ Magazin* 20: 2004.

S. 129: Roggenkamp, G.: »Kleine Kinder gut zu Fuß«, *Stiftung Kindergesundheit*, https://idw-online.de/en/news675043, 22. 05. 2017.

S. 137: Anon.: *Economy of the Hands and Feet, Fingers and Toes Which*

Includes the Prevention, Treatment, and Care of Corns, Bunions, and Deformed Nails. British Library 1831.

S. 141 f.: Walther, M.: »Zusammenhänge zwischen der subjektiven Beurteilung von Laufschuhen, den Materialdaten sowie kinetischen und kinematischen Parametern des Gangzyklus«, *Sports Orthopaedics and Traumatology* 19.3: 2003, S. 161–164.

S. 144: Hungermann, J.: »Barfuß bei der WM – ist das überhaupt erlaubt?«, *Welt*, https://www.welt.de/sport/leichtathletik-wm/article145648523/Barfuß-bei-der-WM-ist-das-ueberhaupt-erlaubt.html, 26. 08. 2015.

S. 148 ff.: Goddemeier, C:. »Selbstversuche: Forschung unter Lebensgefahr«, *Deutsches Ärzteblatt Studieren.de* 30: WS 2007/08.

S. 149: Strauts, J.; et al.: »Acute Changes in Kinematic and Muscle Activity Patterns in Habitually Shod Rearfoot Strikers When Running Barefoot«, *Journal of Sports Science* 34.1: 2016, S. 75–87.

Ebd.: Tam, N.; et al.: »Acute Fatigue Negatively Affects Risk Factors for Injury in Trained But Not Well-trained Habitually Shod Runners When Running Barefoot«, *European Journal of Sports Science* 17.9: 2017, S. 1220–29.

Ebd.: Tam, N.; et al.: »Individual Responses to Barefoot Running Program: Insight Into Risk of Injury«, *American Journal of Sports Medicine* 44.3: 2016, S. 777–84.

Ebd.: Hollander, K.; et al.: »Long-Term Effects of Habitual Barefoot Running and Walking: a Systematic Review«, *Medicine & Science in Sports & Exercise* 49.4: 2017, S. 752–62.

S. 150: Francis, P.; et al.: »Being Barefoot. Prevalence at Home, in School and During Sport: A Cross Sectional Survey of 714 New Zealand Secondary School Boys«, *Journal of Foot & Ankle Research* 18.11: 2018, S. 42.

Ebd.: Hall, J. P.; et al.: »The Biomechanical Differences between Barefoot and Shod Distance Running: A Systematic Review and Preliminary Meta-analysis«, *Sports Medicine* 43.12: 2014, S. 1335–53.

Wie Füße gesund bleiben

S. 172 ff.: Amlang, M.; Zwipp, H. »Tendinose und Ruptur der Achillessehne«, *Orthopädie und Unfallchirurgie up2date* 6.4: 2011, S. 259–282.

S. 173: Zhou, K.; et al.: »Surgical Versus Non-surgical Methods for Acute Achilles Tendon Rupture: A Meta-analysis of Randomized Controlled Trials«, *Journal of Foot and Ankle Surgery* 57: 2018, S. 1191–99.

S. 176: Goethe, J. W.: *Egmont*, II. Aufzug, Egmonts Wohnung, V.2.

S. 186 f.: Morton, T. G.: »A Peculiar and Painful Affection of the Fourth Metatarsophalangeal Articulation«, *American Journal of Medical Science* 71: 1876, S. 37–45.

Ab S. 189: Fuhrmann, R.; van Schoonhoven, J.: »Degenerative Erkrankungen des 1. Zehenstrahls«, *Orthopädie und Unfallchirurgie up2date* 6.6: 2011, S. 447–474.

Ebd.: Wülker, N.; Mittag, F.: »The Treatment of Hallux Valgus«, *Deutsches Ärzteblatt International* 109.49: 2012, S. 957–68.

Ebd.: Roddy, E.: »Epidemiology and Impact of Hallux Valgus: More Than Just Bunions«, *Journal of Foot and Ankle Research* 4.1: 2011, AB.

S. 195 f.: Robert-Koch-Institut, Statistisches Bundesamt, Reiner Haspe (Hrsg.): *Themenheft Rückenschmerzen, Gesundheitsberichterstattung des Bundes*, Heft 53 vom 29. 11. 2012

S. 209: McHenry, R. D.; et al.: »Footwear in Rock Climbing: Current Practice«, *The Foot* 25.3: 2015, S. 152–8.

S. 212 f.: »Gut gelaufen, Die Geschichte von Reinhold Messners Füßen«, *SZ Magazin* 20: 2004.

S. 215 f.: »Fragen und Antworten zu Aluminium in Lebensmitteln und verbrauchernahen Produkten«, BfR. Bundesinstitut für Risikobewertung, https://www.bfr.bund.de/de/fragen_und_antworten_zu_aluminium_in_lebensmitteln_und_verbrauchernahen_produkten-189498.html, 18. 11. 2019.

S. 234 f.: Hecht, B.: »Der Herr der Ringe – So brach sich Viggo Mortensen beim Dreh die Knochen«, *moviepilot.de*, https://www.moviepilot.de/news/der-herr-der-ringe-so-brach-sich-viggo-mortensen-beim-dreh-die-knochen-183429, 10. 01. 2017.

S. 235: Tošić, L.: »Jonas Kaufmann verletzt in den ›Seitenblicken‹: Szenen einer Opernzehe«, *Der Standard*, https://derstandard.at/2000085853165/Jonas-Kaufmann-verletzt-in-den-Seitenblicken-Szenen-einer-Opernzehe, 22. 08. 2018.

S. 238: Wolff, R.: Stressfraktur – »Ermüdungsbruch-Stressreaktion«, *Deutsche Zeitschrift für Sportmedizin* 4.52: S. 126–28.

S. 241: McCormick, N.; U2: *U2 by U2*, Frankfurt a. M. 2006.

Ebd.: Morton, J.: »The Virtuoso Foot«, *Clinical Rheumatology* 32: 2013, S. 430–447.

Ebd.: Cusi, M.; et al.: »Drummer's Fracture of the Third Metatarsal Bone«, *Clinical Nuclear Medicine* 32.9: 2007, S. 737–8.

Ebd.: Sandell, C.; Frykman, M.; Chesky, K.; Fjellman-Wiklund, A.: »Playing-related Musculoskeletal Disorders and Stress-related Health Problems Among Percussionists. Medical Problems of Performing Artists«, 24.4: 2009, S. 175.

S. 243: Jones, R. I.: »Fracture of the Base of the Fifth Metatarsal Bone by Indirect Violence«, *Annals of Surgery* 35.6: 1902, S. 697–700.

S. 244 f.: Lawrence, S. J.; Botte, M. J.: »Jones Fractures and Related Fractures of the Proximal Fifth Metatarsal«, *Foot and Ankle* 14.6: 1993, S. 358–65.

S. 248: »About guinea-worm disease«, *who.int*, https://www.who.int/dracunculiasis/disease/en/.

S. 251: Shivarathre, D. G.; et al.: »Psychological Factors and Personality Traits Associated With Patients in Chronic Foot and Ankle Pain«, *Foot and Ankle International* 35.11: 2014, S. 1103–7.

S. 252: Nakagawa, R.; et al.: »Association of Anxiety and Depression with Pain and Quality of Life in Patients with Chronic Foot and Ankle Diseases«, *Foot and Ankle International* 38.11: 2017, S. 1192–98.

S. 251 ff.: Rodriguez-Sanz, D.; et al.: »Foot Disorders in the Elderly: A Mini-Review«, *Disease-a-Month* 64.3: 2018, S. 64–91.

Ebd.: Chaiwanichsiri, D., et al.: »Foot Disorders and Falls in Older Persons«, *Gerontology* 55.3: 2009, S. 296–302.

Ebd.: Hekfand, A. E.: »Foot Problems in Older Patients: A Focused Podogeriatric Assessment Study in Ambulatory Care«, *Journal of the American Podiatric Medical Association* 94.3: 2005, S. 293–304.

Ebd.: Menz, H.; et al.: »Preliminary Evaluation of Prototype Footwear and Insoles to Optimise Balance and Gait in Older People«, *BMC Geriatrics* 17: 2017, S. 212.

S. 256: LeBlanc, A. D.; et al.: »Skeletal Response to Space Flight and Bed Rest«, *Journal of Musculoskeletal and Neuronal Interactions* 7.1: 2007, S. 33–47.

S. 267: Fitzpatrick, N.: »Bella – Failure, Loss & Doing The Right Thing«, *noelfitzpatrick.vet*, http://www.noelfitzpatrick.vet/blog/bella/, 04. 05. 2017.

S. 268: Engelhardt, P.: »Anästhesie in der Fußchirurgie«, *Orthopädische Fußchirurgie*, Berlin, Heidelberg: 2001.

Ab S. 284: Iyengar, B. K. S.: *Yoga: Der Weg zu Gesundheit und Harmonie.* München 2014.

Falls eine Quelle vermisst oder nicht gefunden wird oder ich sie schlicht vergessen habe – bitte Nachricht an mich, vielen Dank!